“職場のいじめ”労働相談

いじめ メンタルヘルス労働者支援センター 著

緑風出版

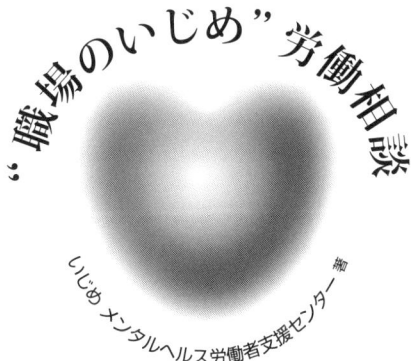

目次

〝職場のいじめ〟労働相談

第二章　労働者からの「対案」

はじめに

『身体気を付けて下さいね』には涙がでました

「会社で色々あり、何件か相談の電話をしましたが……私の事案はくだらない事なのか、話の途中で断られたり、相談料の話から始まったりと。先月から心療内科に通院していますが、主治医に労働基準監督所に相談してみてはとも言われ電話しましたが、とっても事務的でまともに聞いてもらえませんでした。そしてインターネットで調べて……お電話させて頂きました。しかし、相談員の方が外出ということで受付の方が出られ、少しお話を聞いてくださり、私の体調に気を使っていただき、お電話でも構わないですしメールでしたら、いつでも大丈夫ですからねとおっしゃって下さいました。

断られるかと不安に思い電話しましたが。こんな風に言って頂けて嬉しかったです。……最後にお身体気を付けて下さいねと、言ってくださったのには、涙がでました」。

電話での相談者からのメールでのお礼です。

殺伐とした職場の状況や人間関係でいじめが蔓延していることが連想できます。

対応は相談者にトラブルの解決方法を伝授したわけではありません。しかし思いをちゃんと聞いてもらえる相手に出会っただけで自分を取り戻すことができたようです。

相談者は、自分の思いを他者に話すことで思っていることを整理することができ、問題の半分ぐらいは解決すると言われます。

「前向きに考えてみようと思えるようになりました」

メール相談です。

数年前に就職した会社で無能扱いのいじめの後に退職強要をされたことが、再就職後にもトラウマになっているということです。対処方法は見つかりません。メールはちゃんと読んだというメッセージの後に次のように書きました。

「……この後どうするかということでは、取れる手段が多くない中で、過去の経験を今後に生かすという方に意識を切り替える必要があると思います。そうすることは泣き寝入りをするということではありません。経験を生かして成長するということです。そして退職強要を含めて、この後同じようなことがあったら、無理をしない、すぐに声を上げるという気構えを持つことです。これが本当のセーフティーネットです」。

後日お礼のメールが届きました。

「ありがとうございます。今まで、××での体験がトラウマになって、自信を持って仕事をすることができませんでしたが、メールをいただいて、前向きに考えてみようと思えるようになりました」。

分量は三行半です。しかしこれが自分からかつての会社に下す三行半となって再スタートをきることができたとしたら、陰ながら祝福してあげたいと思います。

「私はもう助けられない。だから自分たちで考えて」

二〇一二年に柔道女子日本代表への暴力事件が発覚しました。

事件について山口香筑波大学准教授が『朝日新聞』（二月七日付）のインタビューに答えています。

「昨年九月、園田隆二前監督が暴力行為をしていたと、私自身、耳にしました。個人的に何人かの選手に話を聞いて事実を確認し、全日本柔道連盟の幹部に伝えました。まずはきちんと調べて、広く選手に聞き取りをして下さいとお願いした」。

全柔連は園田前監督にだけ話を聞き、厳重注意の処分をしました。

「相談してくれた選手たちに『こういう結果になってしまって申し訳ない。私の力がなかった』と謝りました。そして『申し訳ないが、ここから先は私ができることじゃない』と話しました」。

「私は選手に言いました。『これからはあなたたち自身でやりなさい』と。さらに『あなたたちは何のために柔道をやって来たの。私は強いものに立ち向かう気持ちを持てるように、自立した女性になるために柔道をやってきた』という話もしました」。

「悪い言い方をすれば、選手たちはここまで我慢してしまった。声をあげられなかった。『こんなひどいことが行われてきたのに、誰にも相談せず、コーチにも言えず、がっかりしている』とも話しました」。

「私はもう助けられない。だから自分たちで考えて、と」。

一二月、選手たちはＪＯＣに告発します。

「彼女たちは気づいたのです。何のために柔道をやり、何のために五輪を目指すのか。『気づき』です。監督に言われ、やらされて、ということでいいのか。それは違うと」。

事件は大きな社会問題に発展しました。


おそらく、問題を自覚する発端は雑談です。選手たちはいじめを受け入れていました。しかし、問題を指摘されて気づきます。気づきとは自分で自分を捉え直すことで問題の本質を発見し、許せないことと捉えることです。山口准教授は選手たちを突き放します。選手たちは自立します。

選手達の告発は、加害の当事者や組織の役員の首のすげ替えで済まされるのではなく全柔連や日本のスポーツ界の体質を抉り出しました。


労働相談における相談者への対応もこの流れと同じです。問題を一緒に整理して気づく、解決にあたっては自分で判断しない解決は本当の解決とは言いません。

「私は強くなったと確信できます」

【例】来所相談です。

ヘッドハンティングで入社した上司は何かにつけて「始末書」提出を迫ります。上司は部署の低迷を部下に責任転嫁し、証拠作りをします。始末書提出に至ることは自分の指導力不足と評価されることに気付いていません。部下は意欲を削がれました。

状況を聞きながら、退職はしたくないという意思を尊重しながら解決方法を一緒に検討しました。問題を大きくすると居づらくなるのでそうならない方法を探しました。

始末書提出は業務命令なら従わなければならないし、重なると懲罰処分の危険性が出てきます。結論は、感情をはずして事実関係をきちんと記載する、簡単に非を認めない内容にする、そして上司の上司に状況を伝えて相談するという方向性です。

会社での話し合いの結果は「喧嘩両成敗」です。不満は残ります。しかしこれまで通りの業務を続けることができました。

結果を報告してきたメールです。

「……しかし今回の件で、私は会社というものを客観的に見ることができました。周囲の人たちの反応を知りました。そのなかで自分はどうしたらいいかもわかりました」。

メールに返事を書きました。

「……今回の件を経験して三つのことを確認してください。

一つは、不満が残っても自分一人で解決できたということに自信を持ってください。

二つ目は、社内の状況、周囲で起きていることを客観的に捉える力をつけたということです。

三つ目は、今後何かあったら問題が大きくなる前に声をあげることが必要だという認識を持ち続け、周囲で困っている人がいたら声をかけてください。そうすると今までよりは安心して仕事ができます。

あなた自身が、以前よりは強くなった、成長したということを確信してください。

女子柔道選手は自分たちで闘いはじめ、スポーツ界を動かしました」。

お礼の再メールが届きました。

「……私は強くなったと確信できます。支えがあったからです。

女子柔道選手の動向は見守ってきました。彼女らの頑張りに励まされました」。


労働相談、紛争解決とはどのようなことをいうのでしょうか。

阪神淡路大震災の時の体験を精神科医として活躍した安克昌医師は『心の傷を癒すということ』(角川文庫)に書いています。


「心の傷や心のケアという言葉が一人歩きすることによって、『被災者の苦しみ＝カウンセリング』

という短絡的な図式がマスコミで見られるようになったと私は思う。その図式だけが残るとしたら、この大震災からわれわれが学んだものはあまりにも貧しい。……

苦しみを癒すことよりも、それを理解することよりも前に、苦しみがそこにある、ということに、われわれは気づかなくてはならない。だが、この問いには声がない。それは発する場をもたない。それは隣人としてその人の傍にたたずんだとき、はじめて感じられるものなのだ」。

労働相談にはいろいろな問題が寄せられます。

相談者と一緒に紛争解決方法を探りますが、そこではまず、〝解決とはどういうことを言うのか〟ということを押さえておかなければなりません。解決とは問題の解消だけではありません。解雇攻撃に反撃して職場復帰したとしても、以前と同じ職場環境のままだったら体調不良に陥る危険性もあります。使用者は別の理由をつけて新たな攻撃を狙います。

より高い解決金を受け取って退職することがいい解決でもありません。解決金は自分を見失わせる魔物でもあります。

相談することは一歩踏み出したこと

『メンタルヘルスの労働相談』（緑風出版刊）から再録します。

「労働者は、〝いじめ〟や紛争に遭遇しても、なぜなのかや周囲で起こっている事態がなかなか理解できず、精神的に混乱します。自分では回避することができなくなると、甘受して我慢するか、反撃するか、支援を求めるかを逡巡しながら判断をします。

そのようななかで相談者が労働組合・ユニオンを探して相談に来るということは、状況から抜け出したい、反撃したい、その対処方法を見つけたい、なんとか泣き寝入りをしないで解決したいと決意し、自分（たち）だけでは解決不可能なので支援を受けて解決方法を探ろうと意思を固め、踏み出したということです。

相談を受ける側は、まずその意思を理解し、ポジティブな姿勢を評価します。相談者の辿りつくまでの心労は『人生において最大の出来事に遭遇』し、いま『危険に晒されている』のです」。

紛争解決とは

相談活動は、交渉を経て紛争解決に向かいます。

紛争の本当の解決とはどういうことを言うのでしょうか。

相談者の「成長」を確認し合うことです。そして自立した生活を取り戻すこと、または再スタートに立つことです。つまりは職業生活を培っていける自信をつけるようにすること、自分らしい納得した生活を送ることです。

トラブルが雇用継続や合意退職の解決に至っても、相談者が貴重な体験をその後の教訓として活かすことがその後のトラブルを防止し、長期的に見た場合の問題解決となります。これが本物のセーフティーネットです。

そういう意味で、ユニオンの相談活動は、人生の次の段階に確信を持って攻勢的に挑戦するためのサポーターの役割も果たすものでなければなりません。

労働組合とのかかわりを通して「社会の見方が変わった」「自信がついた」「みんなに励まされて嬉しかった」という発言を聞くと相談活動は一役果たしたといえます。これが本来の労働組合の役割です。

そして〝いじめ〟問題の最終的解決は人権の回復を伴うものでなければなりません。

本書は『メンタルヘルスの労働相談』の続編です。出版から二年が過ぎましたが、その間に厚生労働省は職場のいじめ問題への取り組みを開始しました。労働安全衛生の問題においても労災認定基準が変更になりました。新たにクローズアップされてきた問題もあります。

そのような状況のなかで、職場のいじめとメンタルヘルスケアは切り離せない問題ですが、『メンタルヘルスの労働相談』の中の「職場のいじめ」「差別とは」とそれに関連する問題を中心に取り出して加筆しました。

本書に長文の引用が多いのは、研究会や講演会で使用したテキストをつまみ食い的ではなく紹介するためです。それぞれ示唆に富んだ問題提起をしています。

「いじめ」と「パワーハラスメント」が混在しますが、第四章以降は、引用以外では「いじめ」を使用します。

第一章　厚労省の「提言」

❖「職場のパワーハラスメントの予防・解決に向けた提言」

どのようなメッセージを届けるか

二〇一一年七月八日、厚労省が設けた「職場のいじめ・嫌がらせ問題に関する円卓会議」第一回が公開で開催されました。各委員からは様々な立場や視点から意見が出されました。

使用者側委員の発言です。

「経営している立場からすると、業務上の指導といじめというところは線引きが難しゅうございます」。

労働者側の委員の発言です。

「いじめとか嫌がらせというものは、立場の弱い者、また、女性とか、特に不安定な雇用である有期契約で働いているパートタイマーといった方々が被害に遭うことが多いと考えられますので、このような観点からも、この円卓会議が開催されて、職場におけるいじめとか嫌がらせ問題が顕在化されることで、いろいろ検討されることは大変よいことだと思っております」。

サービス業の経営者の委員です。

「私どもが今、一番悩んでいるのは、お客様による私どものスタッフへのいじめ・嫌がらせと言いましょうか、これは新しい切り口だと思います……。一番困ってしまうのは、おばちゃま、本当に許してください、そういう方が多くて、これも嫌がらせと言うか、パワハラと言いましょうか、物事を上から目線で見たときに必ず起きますね。私は客よ。何、今の言葉遣いは……。これも本当に大変な問題です」。


誰に対してメッセージを出すのかという討論になりました。

使用者側委員です。

「パワハラだと言って、道徳、正義をかざしてやるべきではないと思っています。そういう切り口でやっても、先ほど誰にメッセージを送るんですか、企業に送ると言ったら、企業はこのことをちゃんとやらなかったら困るんだというのがないと、企業は真剣になってやらないからです。実際、今、起こっていることが社員の心の傷になって、結果として企業の現場、仕事をやる上でマイナスになっているというものをきちっと把握してあげないと、経営者は無関心です……。

いわゆる組織、会社を運営していく上で、このことを守らなければならない大事なものだというものを、きちんと経営者の中に浸透させないと、私は、効力はないのではないかなというのを感じます」。

他の委員からは「こうしていじめを減らそうという労使の努力項目を作成していこう」という発言もありました。どこかで聞いたことがあるフレーズです。

円卓会議はその後の進行として、円卓会議の下にワーキング・グループを設置する、ワーキング・グループは翌年の一月までの間に円卓会議の取りまとめに盛り込むべき事項の論点整理等を行う、円卓会議は三月をめどに「職場のいじめ・嫌がらせ問題の防止等に向けた提言」（仮称）を取りまとめるということを決定しました。

【職場のパワーハラスメントの概念】

ワーキング・グループは非公開で開催されました。

二〇一二年一月三一日、ワーキング・グループは「職場のいじめ・嫌がらせ問題に関する円卓会議ワーキンググループ報告」を発表しました。

この報告を受けて円卓会議が再開され、二回の討論を経て二〇一二年三月一五日、「職場のパワーハラスメントの予防・解決に向けた提言」を発表しました。「提言」は「ワーキング・グループ報告」、「円卓会議参集者からのメッセージ」とセットです。

「提言」は、問題の存在を指摘し、取り組む意義に続いて予防・解決に向けた取り組みについて述べています。

取り組みは、最初にトップマネージメントへの期待です。続いて上司への期待です。そして職場の一人ひとりへの期待として人格尊重、コミュニケーション、互いの支え合いをあげています。最後に「この提言は、職場からパワーハラスメントをなくし、働く人の尊厳や人格が大切にされる社会を創っていくための第一歩である。この提言をもとに、組織は対策に取り組むとともに、そこで働く一人ひとりは自分たちの職場を見つめ直し、お互いに話し合うことから始めることを期待する」と結んでいます

日本でやっと職場のいじめ・パワーハラスメントの概念規定・定義が行われました。

最後の円卓会議では「コミュニケーション」が議論になりました。

使用者側の委員は、業務指示に対する労働者の「ほうれんそう」（ほう・報告、れん・連絡、そう・相談）をコミュニケーションと捉えコミュニケーション不足は労働者の問題としています。使用者と管理職は報告を待つのが権威・威厳だと思い込んでいます。きちんとわかりやすく業務指示を出す、指導・アドバイスをする、部下の意見をちゃんと聞くのもコミュニケーションです。

コミュニケーションはお互いに理解し合うための手段です。それをしない・できないのはコミュニケーション不足です。このような中からトラブルは発生し、リスクが発生しています。

議論を傍聴しながら「提言」を具体化することは〝前途多難〟だという思いが湧いてきました。

「提言」をどう受け止めるか

「提言」はどう評価できるでしょうか。「ワーキング・グループ報告」を抜粋して検討します。

（全文はhttp://www.mhlw.go.jp/stf/shingi/2r98520000021hkd-att/2r98520000021hlu.pdf参照）

「取組の必要性・意義」（棒線は執筆者）

○　以上を踏まえると、「いじめ・嫌がらせ」、「パワーハラスメント」が企業にもたらす損失は、想像するよりも大きいといえる。

「いじめ・嫌がらせ」、「パワーハラスメント」を受けた人にとっては、人格を傷つけられ、仕事への意欲や自信を失い、こうしたことは心の健康の悪化にもつながり、休職や退職に至る場合すらある。周囲の人たちにとっても、「いじめ・嫌がらせ」、「パワーハラスメント」を見聞きすることで、仕事への意欲が低下し、職場全体の生産性にも悪影響を及ぼしかねない。

また、「いじめ・嫌がらせ」、「パワーハラスメント」を受けた人やその周囲の人だけでなく、行った人も不利益を受けうることになる。「いじめ・嫌がらせ」、「パワーハラスメント」を受けた人や周囲の人たちの生産性が低下することで職場の業績が悪化し、社内での自身の信用を低下させかねない。また、懲戒処分や訴訟のリスクを抱えることにもなる。

企業にとっても、「いじめ・嫌がらせ」、「パワーハラスメント」は従業員間の問題にとどまるものではない。組織の生産性に悪影響が及ぶだけでなく、貴重な人材が休職や退職に至れば企業にとって大きな損失となる。

さらに企業として「いじめ・嫌がらせ」、「パワーハラスメント」に加担していなくとも、これを放置すると、裁判で使用者としての責任を問われることもあり、企業のイメージダウンにもつながりかねない。

○「いじめ・嫌がらせ」、「パワーハラスメント」問題に取り組む意義は、こうした損失の回避だけに終わるものではない。一人ひとりの尊厳や人格が尊重される職場づくりは、職場の活力につながり、仕事に対する意欲や職場全体の生産性の向上にも貢献することになる。この問題への取組を、職場の禁止事項を増やし、活力を削ぐものととらえるのではなく、職場の活力につながるものととらえて、積極的に進めることが求められる。

ワーキング・グループで「報告」をまとめるに際して使用者側の同意を得るために企業のリスク管理が強く打ち出されたと思われます。そのような個所が他にも散在します。そのため問題に取り組む意義が労働者保護ではなく企業のリスク管理に重点が置かれているように受け取れます。

EUでは職場のいじめ問題の解決に、使用者は企業のリスク管理の視点から取り組みを開始しました。進めていくうちに労働者が意欲を強め、労使ともにメリットを実感しました。しかし日本の使用者はそこまでも至っていません。

問題の背景

○「いじめ・嫌がらせ」、「パワーハラスメント」が社会問題として顕在化した背景には、企業間競争の激化による社員への圧力の高まり、職場内のコミュニケーションの希薄化や問題解決機能の低下、上司のマネジメントスキルの低下、上司の価値観と部下の価値観の相違の拡大など多様な要因が指摘されている。

こうした背景要因への対応は、それぞれの職場で労使が自主的に検討することが望まれるものであるが、顕在化している「いじめ・嫌がらせ」、「パワーハラスメント」問題は、その現状にかんがみれば、早急に予防や解決に取り組むことが必要な課題である。

○しかし、問題の当事者である労使が、この問題の重要性に気づいていない場合や、気づいていたとしても、「いじめ・嫌がらせ」、「パワーハラスメント」と「業務上の指導」との線引きが難しいなどの理由から、取組が難しい、取り組む場合も管理者が及び腰となるなど、問題への対応に困難を感じている場合も少なくなく、当事者の自主的な努力だけでは取組が進展しないおそれがある。

「企業間競争の激化」は外圧です。しかし使用者がとる対策は「社員への圧力」です。その中で様々な摩擦が生じ、いじめが発生してきます。いじめは職場の中に要因があって構造的に起きています。個人のモラルや価値観に問題があるからではありません。それらは職場で培われています。そう捉えないで個人的、個人間の問題として扱うと本質的解決には至りません。問題が潜伏し、他所でも発生します。使用者の対応の遅れは、問題を拡大させてしまいます。予防・防止策も個人的対応に終始します。

どのような行為を職場からなくすべきか

共通認識の必要性

○「いじめ・嫌がらせ」、「パワーハラスメント」という言葉は、一般的には、そうした行為を受けた人の主観的な判断を含んで用いられることに加え、どのような関係の下で行われる、どのような行為がこれらに該当するのか、人によって判断が異なる現状がある。とりわけ、同じ職場内で行われる「いじめ・嫌がらせ」、「パワーハラスメント」については、業務上の指導との線引きが難しいなどの課題があり、この問題への労使の取組を難しいものとしている。

そのため、当WGとしては、職場の一人ひとりがこの問題を自覚し、対処することができるよう、どのような行為を職場からなくすべきであるのかを整理することで、労使や関係者が認識を共有できるようにすることが必要であると考えた。

この後にパワハラの定義をし、続けて【職場のパワーハラスメントの行為類型】を挙げています。

「職場のパワーハラスメントとは、同じ職場で働く者に対して、職務上の地位や人間関係などの職場内の優位性を背景に、業務の適正な範囲を超えて、精神的・身体的苦痛を与える又は職場環境を悪化させる行為をいう」と定義しました。

【職場のパワーハラスメントの行為類型（典型的なものであり、すべてを網羅するものではないことに留意する必要がある）】

① 暴行・傷害（身体的な攻撃）
② 脅迫・名誉毀損・侮辱・ひどい暴言（精神的な攻撃）
③ 隔離・仲間外し・無視（人間関係からの切り離し）

④　業務上明らかに不要なことや遂行不可能なことの強制、仕事の妨害（過大な要求）
⑤　業務上の合理性なく、能力や経験とかけ離れた程度の低い仕事を命じることや仕事を与えないこと（過小な要求）
⑥　私的なことに過度に立ち入ること（個の侵害）

①については、業務の遂行に関係するものであっても、「業務の適正な範囲」に含まれるとすることはできない。

②と③については、業務の遂行に必要な行為であるとは通常想定できないことから、原則として「業務の適正な範囲」を超えるものと考えられる。

④から⑥までについては、業務上の適正な指導との線引きが必ずしも容易でない場合があると考えられる。こうした行為について何が「業務の適正な範囲を超える」かについては、業種や企業文化の影響を受け、また、具体的な判断については、行為が行われた状況や行為が継続的であるかどうかによっても左右される部分もあると考えられるため、各企業・職場で認識をそろえ、その範囲を明確にする取組を行うことが望ましい。

「職場のいじめ・嫌がらせ」の表現が「パワーハラスメント」に変更されて統一され、パワハラという言葉に初めて定義・概念規定が与えられました。今までは労使間に「パワハラの定義はない」という関係性がありました。いじめ問題を協議事項とした団体交渉は、いじめとは何かの議論に長時間さくことになり本題に進まないことが多々ありました。今後は有効活用ができます。

暴行・傷害（身体的な攻撃）を職場のいじめとして議論しなければならない実態は悲しい限りです。重大な事件も社内でうやむやに処理されてしまう危険性があります。

「どのような関係の下で行われる」に注釈がつけられています。「同じ職場で働く者同士の関係以外にも、例えば、顧客や取引先から、取引上の力関係などを背景に、従業員の人格・尊厳を侵害する行為がなされる場合がある」。あくまで「同じ職場で働く者同士」が対象で、社員以外は指摘で終わって含まれません。

第一回円卓会議でのサービス業の経営者の委員の「お客様による私どものスタッフへのいじめ・嫌がらせ」について議論は行われませんでした。

具体的な【行為類型】の②脅迫・名誉毀損・侮辱・ひどい暴言（精神的な攻撃）は、顧客などからの遠慮ない罵声、住民の行政窓口でのストレス解消のための暴言、モンスターペアレントなどが挙げられ切実な問題になっています。

EUは、いじめ問題を社会が生み出した「新たなる社会的排除の問題」として対応、解決しています。顧客などからの脅迫などについては、パワハラではなく「職場の暴力」という捉え方をして対策がとられています（第6章）。日本とは大きく違います。

○　はじめに述べたとおり、パワーハラスメントという言葉は、上司から部下へのいじめ・嫌がらせを指して使われる場合が多い。しかし、先輩・後輩間や同僚間、さらには部下から上司に対して行われるものもあり、こうした行為も職場のパワーハラスメントに含める必要があることから、上記では「職場内の優位性」を「職務上の地位」に限らず、人間関係や専門知識などの様々な優位性が含まれる趣旨が明らかになるよう整理を行った。

○　また、職場のパワーハラスメントについては、「業務上の指導との線引きが難しい」との指摘があるが、労使が予防・解決に取り組むべき行為は「業務の適正な範囲を超え」るものである趣旨が明らかになるよう整理を行った。

個人の受け取り方によっては、業務上必要な指示や注意・指導を不満に感じたりする場合でも、これらが業務上の適正な範囲で行われている場合には、パワーハラスメントには当たらないものとなる。

しかし概念規定の解釈をめぐって「ここまでは大丈夫、許される」という境界線探しをするような議論に終始する関係性はいい労使関係とはいえません。つまらない議論です。そのような解決は問題の本質をうやむやにして終了するだけです。

「どのようにしたら職場のパワーハラスメントをなくすことができるか」

(1)　まず何から始めるか

○　これまで述べてきたようなパワーハラスメント問題の重要性を踏まえると、まず企業として、「職場のパワーハラスメントはなくすべきものである」という方針を明確に打ち出すべきである。

こうした組織としての方針の明確化は、相手の人格を認め、尊重し合いながら仕事を進める意識を涵養することにつながる。職場の一人ひとりがこうした意識を持つことこそが、対策を真に実効性のあるものとする鍵となる。さらに、組織の方針が明確になれば、パワーハラスメントを受けた従業員やその周囲の従業員も、問題の指摘や解消に関して発言がしやすくなり、その結果、取組の効果がより期待できるようになるとも考えられる。

こうした職場内の気運の醸成のためにも、まずは「提言」（仮）を職場内で周知していただきたい。

○すでに述べたように、職場のパワーハラスメントの予防や解決への取組には困難があると考えている企業も少なくない。しかし、対策に取り組み、成果を上げている企業も存在する。そうした取組を始めたきっかけは、具体的に発生した問題への対応、メンタルヘルス対策、セクシュアルハラスメント問題への対応など様々だが、取組を進めるなかで企業の存続・発展、職場の士気や生産性、企業イメージ、コンプライアンスの観点からも対策の有効性を認識するに至っている。

パワーハラスメントは自分たちには関係がない、取り組むメリットがない、取組が難しいなどと思って対策の導入を躊躇するのではなく、是非、できるところから取組を始め、一人ひとりの尊厳や人格が尊重される職場づくりに努めていただきたい。

○なお、取組を始めるにあたって留意すべきことは、職場のパワーハラスメント対策が上司の適正な指導を妨げるものにならないようにするということである。上司は自らの職位・職能に応じて権限を発揮し、上司としての役割を遂行することが求められる。

まず、企業の方針の明確化、姿勢が提案されています。トップマネージメントへの期待です。これまで使用者や上司はいじめを個人的、個人間の問題と捉え、末端を処分して済ませてきました。そのようなとらえ方からの転換、克服を提案しています。

職場のパワーハラスメントを予防・解決するために

○ 労使の間で、職場のパワーハラスメントについての認識が必ずしも十分ではないこともあり、実際に問題が発生している状況への対応においては、行政の役割が重要になってくる。

行政は、労使団体とも協力しながら、この問題の重要性を企業や労働組合に気づかせ、予防・解決に向けた取組を支援するために、この問題の現状や課題、取組例などについての周知啓発を行うべきである。それとともに、職場の一人ひとりが自覚し、考え、対処するための環境が整うよう、社会的な気運を醸成することが重要である。

併せて、関係者による対策が一層充実するよう、この問題についての実態を把握し、明らかにすべきである。

具体的対策提案です。

職場のパワーハラスメントを予防するために

○ トップのメッセージ

▼組織のトップが、職場のパワーハラスメントは職場からなくすべきであることを明確に示す

○ルールを決める

▼就業規則に関係規定を設ける、労使協定を締結する

▼予防・解決についての方針やガイドラインを作成する

○実態を把握する

▼従業員アンケートを実施する

○教育する

▼研修を実施する

○周知する

▼組織の方針や取組について周知・啓発を実施する

職場のパワーハラスメントを解決するために

○相談や解決の場を設置する

▼企業内・外に相談窓口を設置する、職場の対応責任者を決める

▼外部専門家と連携する

○再発を防止する

▼行為者に対する再発防止研修を行う

使用者は、トップマネージメントへの期待がトップに掲げられていることの意味をきちんとおさ

える必要があります。予防・防止に取り組むことは使用者の責務です。取り組むことは労使ともにメリットがあります。

「報告」は最後を次のような文書を紹介して締めくくっています。

「全ての社員が家に帰れば自慢の娘であり、息子であり、尊敬されるべきお父さんであり、お母さんだ。そんな人たちを職場のハラスメントなんかでうつに至らしめたり苦しめたりしていいわけがないだろう。」

職場の同僚との関係性を家族を通して気付かせようとしています。いじめ問題に取り組むのは他者のためではありません。労働者一人ひとり、自分自身が安心して、安全に働けるように職場を改善するためです。

相互理解からお互いの関係性が日常的に職場で培われていきます。労働者同士がいじめはつまらないものであると自覚させる関係性を作りあげます。自分を大切にしないと他者にもできません、自分の家族も大切にできません。

家族の利用は自殺防止キャンペーンでも行われています。「お父さん眠れてますか」。

ここからは、家族は見えても、会社の実態を見ようとしていません。問題の本質が発見できていません。

職場のいじめ問題から差別問題を排除している

「報告」は、職場のいじめ問題から差別の問題を排除しています。雇用形態の違い、格差は労働者個人としては克服できない課題です。しかし「人間扱い」しない処遇である格差は当然のことと捉えられています。人権感覚の欠如がはびこっています。労働者にとって雇用の不安定は一番のいじめです。

関連会社、下請会社は親会社からの命令・通告に従うことでしか存続できません。無理や我慢を強いられます。親会社は〝いじめられる〟側の状況を知ろうとしません。いやいじめることが出来る対象を存続させることによって自分たちだけのアットホームの現状維持を追い求めます。関連会社、下請会社は調整弁です。このような親会社にいじめが起きないはずがありません。非正規雇用は社内で同じ構造として存在しています。

使用者にとって、同じく労働組合もこれまでの認識からの大きな転換が必要です。

いじめは職場、学校、家庭、軍隊などで独自に起きている問題ではありません。根底には社会全体に人権や尊厳の意識が欠落し、慣らされているという実態があります。

「いじめは連鎖して〝起こされる〟社会的問題」です。このような視点からの社会運動を盛り上げていかなければなりません。

✣職場のパワーハラスメントに関する実態調査

厚労省は、円卓会議の「提言」の発表に続けて職場のいじめ問題に取り組むためにホームページを立ち上げ、リーフレットを作成しました。

見てびっくりです。真ん中に大きく「これってパワハラ?」、下には「みんなでなくそう! 職場のパワーハラスメント」と書かれ、六人の労働者がデザインされています。男性五人、女性一人。全員スーツ姿、男性全員がネクタイを締めています。パワハラはこのような労働者の職場・職種でしか起きていないのでしょうか。

過去三年間に「パワハラを受けたことがある」二五・三%

そして七月から九月にかけて職場のパワーハラスメントの実態把握と問題が発生する要因の分析や、予防・解決に向けた課題の検討を行うことを目的として「職場のパワーハラスメントに関する実態調査」を実施し、一二月一二日に報告書を発表しました。

アンケート調査には企業四五八〇社、従業員九〇〇〇名が参加しました。従業員の対象者摘出は、調査業者の協力をえて、総務省「就業構造基本調査」を参考に、性、年代、正社員・正社員以外の三点から割付を行い、調査に際して、「パワーハラスメント」の理解のために円卓会議の概念規定を提示しました。インターネットでの直接回答ということで会社のチェックを受けていません。

従業員への調査結果です。

職場がパワーハラスメントの予防・解決に向けた取組を実施しているかどうかの質問に対して、回答者全体の中で「積極的に取り組んでいる」四・六%、「取り組んでいる」一九・五%、「ほとんど取り組んでいない」二二・九%、「まったく取り組んでいない」三四・九%です。

従業員規模別に見ると、大きくなるほど取り組んでいるが増え、一〇〇〇人以上では「積極的に取り組んでいる」、「取り組んでいる」の合計が五一・九%となっています。

では具体的にどのような取組を行っているかの質問に対して（複数回答可）、「パワハラについて相談できる窓口を設置している」四四・一%、「就業規則などの社内規定に盛り込んでいる」二五・四%、「パワハラについて講演や研修会を行っている」一九・七%、「トップの宣言、会社の方針（CSR宣言など）に定めている」一六・九%などの順になっています。

過去三年間に「パワハラを受けたことがある」との質問に、全体の二五・三%が「経験あり」と回答しています。「自分の周辺でパワハラを受けているのを見たり、相談を受けたことがある」二八・二%、「パワハラをしたと指摘されたことがある」七・三%です。

自分自身が最近三年間にパワーハラスメントを受けた者を年代別に見ると、三〇歳代が二七・二%と最も高く、四〇歳代が二五・七%、五〇歳代以上が二四・八%、二〇歳代は二三・三%となっています。性別では、男性二六・五%、女性二三・九%です。

職種と性別の切り口では、管理職（男女合計）が三一・一%、管理職を除いた女性正社員二九・〇%、男性正社員二六・八%、正社員以外の男性社員二〇・九%、女性社員一九・三%です。

パワーハラスメントを受けた後、「何もしなかった」四六・七%

「パワーハラスメントの内容」については、【職場のパワーハラスメントの行為類型】の六つのタイプのどれにあてはまるかを質問しています。（複数回答）パターン全体では「精神的な攻撃（脅迫・名誉毀損・侮辱・ひどい暴言）」五五・六%が最も多く、「過大な要求（業務上明らかに不要なこと、遂行不可能なことの強制、仕事の妨害）」二八・七%、「過小な要求（業務上の合理性なく、能力や経験とかけ離れた程度の低い仕事を命じることや仕事を与えないこと）」一八・三%の順で、「身体的な攻撃（暴行・傷害）」が四・三%です。

性別、年代別にみると、女性や二〇歳代で「人間関係からの切り離し」（女性二九・〇%、二〇歳代三〇・八%）、「個の侵害」（女性二三・二%、二〇歳代二六・二%）が高くなっています。男性や三〇歳代で「過大な要求」（男性三一・二%、三〇歳代三三・三%）が高くなっていて、性別や年代でパワーハラスメントの内容に違いが見られます。

「精神的な攻撃」の具体的例としては「同僚の前で無能扱いする言葉を受けた（男性、五〇歳以上）」、「過大な要求」は「休日出勤しても終わらない業務の強要（男性、三〇歳代）」、「過小な要求」は「草むしり（男性、五〇歳以上）」、「身体的な攻撃」は「胸ぐらを掴む、髪を引っ張る、火の着いたタバコを投げる（男性、四〇歳代）」などが挙げられています。

パワーハラスメントをする相手は、「上司から部下へ」七七・七％と圧倒的に多く、「先輩から後輩へ」一五・七％、「正社員から正社員以外へ」一〇・六％と続き、上位者から下位者への行為が大半を占めています。

パワーハラスメントを受けた後でどのような対応をしたかの質問に対し、全体として「何もしなかった」が四六・七％と最も多くなっています。「何もしなかった」者の属性を見ると、性別では男性が五三・五％と高く、年代別では四〇歳代（五〇・〇％）、五〇〜六四歳（四九・〇％）が、「性・職種別」では管理職（六〇・〇％）、「男性正社員」（五二・五％）が高くなっています。

「何もしなかった」のほかは、クロス集計では、「社内の同僚に相談した」が一四・六％、「会社を退職した」が一三・五％、「社内の上司に相談した」が一三・六％、「しばらく会社を休んだ」が五・四％、「社内の担当部署」が三・九％、「労働組合」が二・四％、おそらく個人加盟労働組合・ユニオン等を指すと思われる「会社とは関係のない専門家に相談した」が二・三％、「社内の相談窓口」が一・八％、「会社が設置している相談窓口」が一・四％の順です。相談した人は一箇所に相談するのではなく、複数に相談するなど、解決に向けた行動をとっています。

「労働組合」、「社内の相談窓口」、「会社が設置している相談窓口」が機能していません。これらはすでに〝会社側〟の評価を受け、信頼ができないからです。

「しばらく会社を休んだ」とは、体調を崩して休職に至ったということだと思われますが、クロス集計では「会社とは関係のない専門家に相談した」が二八・三、「会社が設置している相談窓口に相談した」が二五・八％、「弁護士に相談した」が二三・八％、「公的な機関に相談した」が二一・九％、「会社を退職した」が一一・一％となっています。社内に信頼できる相談窓口がないことを物語っています。「しばらく会社を休んだ」後は、一割以上が「会社を退職した」が現実となっています。

実態調査報告書は、「これらの窓口に相談した人が『社内の同僚』、『社内の上司』にも相談している傾向が見られる。会社の窓口への相談の前段階として『同僚』や『上司』が機能していることが推察される」と記載していますが、以前の同じようなデータと比較すると数値が小さくなっています。機能の回復が課題となります。

会社がパワハラの存在を知っても「特に何もしなかった」四一・八％

会社はパワーハラスメントを受けていることを知った後でどのような対応をしたかについても質問しています。「特に何もしなかった」四一・八％です。ただし、「担当部署」や「社内の相談窓口」、

「会社が設置している相談窓口」といった窓口に相談した場合、「特に何もしなかった」比率は少なく（それぞれ一八・二％、一五・〇％、六・五％）なっています。ここからは上司の「見て見ぬふりをする」実態が浮かんできます。

会社がパワーハラスメントを受けていることを知った後に対応した結果についての質問に対して、「パワハラと認めた」一一・六％、「パワハラと認めなかった」二二・三％、「判断せずあいまいなままだった」五七・七％です。

このような実態が「特に何もしなかった」に戻っていきます。

パワハラを経験していないが、パワハラを見たり、相談を受けたりした者への、あなたはどのような行動をしましたかの質問に対する回答です。

具体的な対応として、「被害者の話を聞いた」四五・五％、「被害者にアドバイスをした」二六・七％、「自分自身が相談窓口などに知らせた／相談した」五・七％です。「何もしなかった」は三九・四％です。

パワーハラスメントの原因を探れる項目として、パワーハラスメントを受けた経験の有無の質問の後に経験ある者とない者ごとに、同じ質問をしています。その結果から職場の特徴をさぐってみます。

パワーハラスメント経験者の選択比率が高く、かつ未経験者とのギャップが大きい項目として、「正社員や正社員以外など様々な立場の従業員が一緒に働いている」（経験者の選択率四六・〇％、未経験者の選択率三八・一％）、「残業が多い／休みが取り難い」（経験者四〇・五％、未経験者二二・二％）、

「失敗が許されない／失敗への許容度が低い」（経験者二九・七％、未経験者一一・八％）、「上司と部下のコミュニケーションが少ない」（経験者三五・二％、未経験者一七・八％）が挙げられています。

職場のコミュニケーションに関する状況に関して、「悩み、不満、問題と感じたことを会社に伝えやすい」という質問に対して経験者は「あまり当てはまらない」、「全く当てはまらない」の合計の回答比率が六四・〇％に対し、未経験者では三五・九％となっています。

「悩み、不満、問題と感じたことを上司に伝えやすい」という質問に対して経験者の同比率は五七・九％に対し、未経験者では三一・九％となっています。

「同僚同士のコミュニケーションが円滑である」や「仕事以外のことを相談できる同僚がいる」の質問に対して経験者は、「あまり当てはまらない」、「全く当てはまらない」の合計の回答比率はそれぞれ三四・六％、三九・九％となっています。「非常に当てはまる」、「まあ当てはまる」は三六・〇％、三七・五％となっています。

この結果、現在の職場でのパワーハラスメント経験者の回答や未経験者との回答の差を見る限りにおいて、コミュニケーション上の問題としては、「会社や上司に対する相談のしやすさ、話しやすさ」といった点が重要であることがうかがえるとあります。

あなたの勤務先には労働組合がありますかの質問に対して、回答者全体の三四・八％があると回答しています。そのうち加入している二一・〇％、加入していない一二・八％です。従業員規模が大きいほど比率は高く、従業員一〇〇〇人以上では七三・五％です。

労働組合がある者への「あなたの勤務先の労働組合は、従業員の悩み、不満、苦情、トラブルなどについて相談にのってくれたり、解決に向けた支援をしてくれますか」の質問に対して、「相談にのったり、解決に向けた支援をしてくれる」四九・九％、「支援をしてくれるかどうか分からない」四三・八％、「相談にのったり、解決に向けた支援はしてくれない」六・三％です（複数回答可）。日常的相談活動からうかがえるのは、「相談にのったり、解決に向けた支援をしてくれる」四九・九％は大きな期待度を含んでいると思われます。

職場におけるコミュニケーションの活性化が必要

実態調査報告書は、最後に「まとめとパワーハラスメントの削減に向けて」を掲載しています。

調査において確認できた〈パワーハラスメントの予防・解決のための取組を進める上での課題〉として、

- 企業はパワーハラスメントに該当するかどうかの判断が困難であると感じている
- 従業員から、必ずしもパワーハラスメントに該当すると言えない相談が寄せられること
- 従業員向けの相談窓口の設置がない、あっても従業員が活用しないなど、企業がパワーハラスメントの事実を十分に把握できていない
- パワーハラスメントを受けた（と感じた）従業員のうち四割強が「何もしない」こと
- パワーハラスメントの予防・解決に向けた取組を実施することでパワーハラスメントの相談件数の

減少等、効果はあるものの、効果が現れるまで時間がかかること

〈パワーハラスメントの予防・解決のための取組を進めるための三つの視点〉

①企業全体の制度整備（相談窓口の設置と活用の推進、パワーハラスメントの理解を促進するための研修制度の充実等）

②職場環境の改善

③職場におけるパワーハラスメントへの理解促進

②職場環境の改善については、今回の調査により、パワーハラスメントが発生する職場の特徴として、上司と部下のコミュニケーションが少ないことや、残業が多い、休みが取りにくい、失敗が許されないことなどが挙げられているが、これらを原因とする従業員の疲労やストレスの高まりが背景として考えられる。したがって、パワーハラスメントをなくすためには、職場におけるコミュニケーションの活性化や、疲労・ストレスの少ない環境に改善することが必要である。

パワーハラスメントの実態を把握し、解決につなげるアクションを促すためには、従業員に相談窓口の活用を促すだけでなく、職場におけるコミュニケーションを活性化しつつ、上位者がパワーハラスメントについて理解した上で、部下等とのコミュニケーションを行うことにより、パワーハラスメントが生じにくい環境を作り出すとともに、パワーハラスメントに関する相談がしやすい職場環境を作り出すことが、パワーハラスメントの予防・解決につながると期待できる……。

企業への調査結果については取り上げませんが、従業員への調査結果とは隔たりがあります。認識がずれていると思わざるを得ない箇所も多々見受けられます。職場からパワハラをなくすのは使用者の任務です。企業は独りよがりではなく、労働者と充分に「コミュニケーション」をとって進めることを期待します。

二〇一三年秋、厚労省はA四版三八ページのパンフレット『職場のパワーハラスメント対策ハンドブック』を作成しました。実態調査報告書を簡単に紹介しながら一六の企業、労働組合の取り組み事例を紹介しています。

「提言」が出される前にも、パワハラについての定義のようなものはありました。

人事院事務総局職員福祉局職員福祉課長は、二〇一〇年一月八日付でパワハラの定義と具体例をあげた通達（職　職―一）を各府省人事担当課長あてに出しています。

「『パワー・ハラスメント』については、法令上の定義はありませんが、一般的に『職権などのパワーを背景にして、本来の業務の範疇を超えて、継続的に人格と尊厳を侵害する言動を行い、それを受けた就業者の働く環境を悪化させ、あるいは雇用についての不安を与えること』を指すといわれています」とあります。

団体交渉などでいじめの定義が議論になった時はこの定義を活用しました。

✤自治労一〇万人実態調査

二〇一〇年五月、全日本自治団体労働組合は「パワー・ハラスメントに関する調査」を行いました。対象組織数四六六単組に一〇万三八二七枚配布、四〇一単組六万二二四三人から回収し、「自治労パワー・ハラスメント一〇万人実態調査報告書」を発表しました。

「パワー・ハラスメント」を「職場において、仕事や仕事上で、立場や地位の弱い人に対して、繰り返し精神的もしくは身体的な侵害行為することによって、相手の尊厳や働く権利を侵害し、職場環境を悪化させる行為」と定義しました。

パワハラを受けたことがある人は過去三年間で二一・九％、五年間では三二・五％でした。

パワハラのおもな行為者の質問に対して、直属の上司六一・〇％、その他の上司二一・三％、仕事上の先輩二〇・五％、同僚一七・〇％、住民・利用者五・一％などでした（二つ以内選択）。

パワハラ行為を受けた後の状況の質問に対して、「気分が沈んで憂鬱になった」五八・四％、「不愉快になった」五三・八％、「相手に気を使い避けるようになった」四四・四％、「転勤・転職したくなった」三五・六％、「辞めたくなった」二六・六％、「仕事に集中できなくなった」二四・三％、「心療内科・精神科に通院した」七・七％、「死にたくなった」五・七％などが挙げられました（四つ以内選択)。

パワハラに対して職場でとった行為の質問に対して、「何もしなかった」四〇・四%、職場の同僚や先輩に相談した」三四・〇%、「職場の上司に相談した」一九・四%、「相手に嫌だとわからせようとした」一三・六%、「相手に抗議した」一三・五%などです。

厚労省の調査では、パワーハラスメントを受けた後「何もしなかった」四六・七%です。自治労一〇万人調査でも、パワハラに対して職場でとった行為に対して「何もしなかった」四〇・四%です。

これらの数字は今の日本の労働者が置かれている深刻な状況を物語っています。

✣低い解決率の個別労働紛争解決制度

二〇一三年五月三一日、厚労省は「平成二四年度個別労働紛争解決制度施行状況」を発表しました。全国の労働局が受けつけた総合労働相談件数は一〇六万七二一〇件(前年度比三・八%減)で、そのうち民事上の個別労働紛争に係る相談件数が二五万四七一九件(同〇・六%減)、助言・指導申出件数一万三六三件(同八・一%増)、あっせん申請件数六〇四七件(同七・一%減)です。

「いじめ・嫌がらせ」に関する相談は、二一年度の三万五七五九件、二二年度三万九四〇五件、二三年度四万五九三九件、二四年度五万一六七〇件と急増しています。民事上の個別労働紛争相談の中で最も多かったという結果です。

相談内容は、社会的問題になった事項については多くなります。いじめ・嫌がらせに関する相談が増えたのは、大津いじめ事件などの報道でいじめにあった時は泣き寝入りをしないで早めにどこかに相談するということが周知された、厚労省の『提言』、「職場のパワハラ」の概念規定、その広報などで労働者が主張しやすくなった（＝潜在的な問題が顕在化した）、「職場のパワハラ」の概念規定はこれまでのパワハラの概念を拡げた（個人の問題から構造的問題に）などによると思われます。

しかし民事上の個別労働紛争に係る相談件数二五万四七一九件のうち、助言・指導申出とあっせん申請にいたった合計件数は一万六四一〇（六．四％）でしかありません。

助言・指導申出については平成二四年度内に一万二九〇件のうち、九九七九件について助言・指導を実施しています。しかしその効果は不明です。

あっせんの申請を平成二四年度内に処理したものは六〇五九件で、そのうち合意が成立したものは二二七二件（三七・五％）です。申請人の都合により取り下げられたものは三六三件（六・〇％）、あっせんが打ち切られたものは三四〇三件（五六・二％）です。打ち切られた三四〇三件のうち、紛争当事者の一方が不参加であったものは二三八三件（三九・三％）です。発表データに記載はありませんが、申請人の都合により取り下げられた理由は、あきらめ、使用者と対峙する恐怖、次の就職先が見つかった場合などが推測できます。紛争当事者の一方が不参加は使用者側も労働者側もありますが労働者の側の理由も同じです。

解決率はかなり低く、労働者は期待を抱くことができません。

労働局は、助言・指導申出やあっせん申請で使用者が提示する契約内容、就業規則、職場環境に問題があると判断したら、労働者が諦めたり、取り下げたりしても労働者個人の問題と捉えないで労働基準監督官等と連携して是正を指導するような体制を作っていく必要があります。申請人の都合による取り下げや紛争当事者の一方の不参加をそのまま終了と処理すると、使用者は違法行為のやり得になります。

制度改革とともに創意と工夫によるパワーアップが必要です。

第二章　労働者からの「対案」

❖〝職場のいじめ問題〟の「私たちのカウンターレポート」

厚労省内部でたらいまわし

二〇〇六年から、全国労働安全衛生センター連絡会議は、厚労省に職場のいじめ問題への取り組みと予防・防止対策ガイドラインの制定を要求し続けてきました。しかし職場のいじめ問題を取り扱う担当部局がありませんでした。

「二〇〇六年七月、全国安全センターは、いじめ・嫌がらせ対策を求めて、次のような要求をした。

①個別労働紛争解決援助制度に寄せられる相談において、二〇〇四年度は「いじめ・いやがらせ」が八%を占めており、『退職強要』（七%）を上回っている。これらの相談への具体的な対応・解決状況を明らかにすること

②『職場のいじめ・いやがらせ等の予防・対策指針』を策定すること

①については、『労働基準局大臣官房地方課労働紛争処理業務室』が、『具体的な対応・解決状況というものを正確には把握していないので、一般的な相談に対する対応というものを説明させて頂きたい』として、一般的な労働相談の処理の仕方を説明した。それに対して、天明佳臣議長が、『個別事例を把握しないでどうして対策が出来るのか、努力するべきだ』と発言したが、何ら返事はなかった。

そして②については、誰も何も答えない。私が『②の回答がなかったようですが』と、尋ねた。上記業務室は、『個別の施策について検討する部署ではないので回答できない旨、大臣官房総務課に伝えてある』と言う。労働基準局総務課は、『内部の話で申し訳ないが、基準局としては関係していないが、官房地方課と総務課の中の調整の問題だと思う』と応じる。自分たちに投げ返された業務室も黙っていない。『いや、私の方では基準局の話ではないかといって返している』。ちなみにこの一五年間に要求してきた数多くの項目の中で、このようなやりとりがなされた例は皆無である。

要するに、いじめ・嫌がらせ対策を、どの部署で対応して回答するかの調整すらできなかったのが、二〇〇六年当時の厚生労働省であった。その後も、毎年同様の要求をした。厚労省の答えは、『職場のメンタルヘルス対策をしている』と繰り返すのみであった」(『安全センター情報』二〇一二年一一月号収録、川本浩之『コミュニティユニオンなどにおけるパワハラ相談事例と対策』)。

独自に「ガイドライン(案)」作成

二〇一〇年に、要求するだけではなく自分たちで取り組みの対応策案を作ってみようということになり、全国労働安全衛生センター連絡会議とコミュニティーユニオン全国ネットワーク、いじめメンタルヘルス労働者支援センターはパンフレット『あきらめないで！　職場のいじめＮＯ！』を作成して配布しました。

それまでも職場のいじめ問題については、労働者がこのようなひどい状況に遭遇したという事例紹介や「悲劇の主人公」に同情の眼差しをむけて終わっているものは多くありました。しかしそれでは問題は解決しません。

パンフレットは、泣き寝入りをしないためにはどうしたらいいか、どうしたら解決できるかに視点をあて、全国のユニオンが相談を受けて解決に至った二八の事例を紹介しました。

そして「事例から見えてきたこと」の分析と問題提起も行いました。

「大企業ではそれなりの制度があるが、それが充分に機能しないことはよくある。仲間であるはずの同僚が、加害者である上司に同調することも少なくない。逆に中小企業の場合は、社長や上司の権力が強くて、見て見ぬふりになることもあるが、被害者が複数になって団結が生まれて戦えることもある……。なぜいじめやいやがらせが職場で起きてきているのか。一言でいえば、労務管理能力の欠如ではないか。いわゆる『暇な管理職』がリストラされつくした結果、人間関係を調整したり、合理化をするならするで、トラブルを生じさせないような工夫をする能力が、経営側になくなっている」。

労働組合も機能していません。労使関係が壊れ、労使という捉え方そのものが失われている現状があります。

たとえば、団体交渉での使用者側の対応を分析すると業種で特徴が見えてきます。外資系企業は、ヘッドハンティングされた人事担当者は自己保身です。次に転職するまでの三年間は経歴に傷がつくようなことは起きないで欲しいという思いからトラブルが発生しても労働者個人を責めて居直ります。会社の利害は考えません。ＩＴ企業の経営者は、会社は「おれの所有物」、財務は「おれの財布」、職場秩序は「おれの発言が就業規則」です。そして労働者の使い捨てです。

「職場におけるパワー・ハラスメント防止対策ガイドライン（案）」を発表しました。

パワー・ハラスメントを「職務上の権限や上下関係、職場における人間関係等に伴う権力を利用し、業務や指導などの適正な範囲を超えて行われる強制や嫌がらせなどの迷惑行為をいう」と定義しました。

いじめ防止は使用者に委ねるのではなく全員が取り組むべき課題と位置づけました。そのことを踏まえ、「事業主が講ずべき措置」に続けて「労働者が取り組むべき事項」を盛り込みました。
(1) パワー・ハラスメント行為について認識を持ち、自らが行うことのないように注意する。
(2) パワー・ハラスメントを黙認あるいは助長する行為自体もパワー・ハラスメントであることを認識し、これらを行わないよう注意する。
などです。

この「ガイドライン（案）」を行動指針としてイントラネット（社内だけで通用するインターネットの

呼び方）に載せている企業もあります。

「こうしていじめを減らそうという労使の努力項目を作成してはどうか」

二〇一一年一月二八日、全国労働安全衛生センターが行った要請行動の要求項目に「職場のいじめ問題のガイドラインを制定すること」を盛り込みました。要請行動に出席した労働基準局労働条件政策課賃金時間室の担当官は「いじめ問題の実態を知るために、調査や意見聴取の機会をもうけるための予算要求をした」と回答しました。初めての前向き回答でした。

三月二八日、「いじめ メンタルヘルス労働者支援センター」と「全国労働安全衛生センター連絡会議メンタルヘルス・ハラスメント対策局」が行った要請行動の要求項目に「職場のいじめ、いやがらせ（パワーハラスメント）を防止する施策への早急な着手について」を盛り込みました。担当官は「対策のために来年度の予算化がおこなわれたので、四月一日以降の早くに議論の場を設定することで準備している」と回答しました。「審議会か勉強会になるかはわからないが、現場で携わっている人たちの話を聞くようにしたい」とのことでした。

出席者からは「禁止項目羅列だけのガイドラインではなく、こうしていじめを減らそうという労使の努力項目を作成してはどうか」と提案が行われました。この提案は厚労省の取り組みの姿勢になったようです。

また厚労省には使用者側からも業務指示を出しにくいという理由から、いじめについて定義してほしいという要請があったといいます。

判例は労使紛争の解決の失敗例

円卓会議が開催され、ワーキング・グループで議論が開始されましたが非公開です。しかし厚生労働省のホームページで議事要旨や提出資料は公開されました。資料は、判例や第三者機関による結果報告と外国の資料の紹介が中心になっています。

最近の検討会や審議会等は裁判判例を資料に論議をして提言や報告書を作成します。あらかじめ司法からの追及をかわすためです。そして現場で起きている実態調査をしようという姿勢がありません。ワーキング・グループにもその傾向がうかがわれました。

一一月一五日付で、「いじめ メンタルヘルス労働者支援センター」と「全国労働安全衛生センター連絡会議メンタルヘルス・ハラスメント対策局」は警告を込めた「意見ならびに要請書」を提出しました。要約です。

判例は、当該双方の話を弁護士が聞いて事実関係と一緒に法的構成をして書面にし、裁判官がそれを読んで新たな事実関係を作り上げて文書化したものです。その資料は体験の伝聞であり、実態ではありません。資料を検討するだけでは実態に迫れません。

労働者が解決のために提訴を決意するには時間的、経済的だけでなく、さらなる心的負担などの困難が伴います。提訴は「恵まれた」少数の労働者しかできません。そして判決は、案件を強制的に「終了」させますが、「解決」するわけではありません。「終了」と「解決」は違います。判例は労使紛争の解決の失敗例です。

「人間関係の問題」の検討を法律や判例から追うのは愚の骨頂です。職場環境、労働条件、人間関係が法律で対処されると「人間性」が消されます。せっかく斬新なことに取り組もうとしているのにいいものができるはずがありません。

いじめは使用者・管理監督者が指揮・命令権を持っている職場で起きています。個人的、個別的に発生したと思われる事案も、底流には雇用問題や処遇・制度問題などの構造的問題が潜んでいます。ですから〝被害者〟と主張する者が実は〝加害者〟であったり、会社が黙認したりもします。結果的には双方が会社からの〝被害者〟です。

いじめ・嫌がらせ問題対策は、事後処理ではなく、問題を起こさせないための予防対策と、起きない職場環境作りの防止対策が必要です。これは使用者の責務です。

使用者は、まずどのようないじめ・嫌がらせも絶対に容認しないという意思を表明することが必要です。そのことから逸脱することは会社に対する攻撃であると位置づけ、予防・防止対策を遂行するのは管理監督者の責務と位置付けることが必要です。

そして労働者もそのような会社の方針を遵守する義務を負います。

その後に、しかしながら問題が発生してしまった場合の対応策が位置付けられます。

いじめ・嫌がらせ問題で労働者が一方的に〝被害者〟、〝加害者〟を主張して深刻化したならば、職場の人間関係全体が破壊されていきます。いつかは修了しますが、実態は双方が疲れきった〝敗者〟です。〝勝者〟はいません。

しかし問題が発生した場合でも会社が端緒から取り組めば双方が〝勝者〟になり、解決の経験は会社の財産になります。労働者は安心して働き続けることができるようになります。そのことを実感したら労働者は積極的に取り組まないはずがありません。

いじめ・嫌がらせのない職場を〝あたりまえ〟とするために

三月一五日、円卓会議は「提言」を発表しました。

それに合わせて「いじめ メンタルヘルス労働者支援センター」と「全国労働安全衛生センター連絡会議メンタルヘルス・ハラスメント対策局」は「防止対策ガイドライン（案）」を豊富化させた「職場のいじめ・嫌がらせ問題に関する円卓会議　カウンターレポート」を発表しました。「提言」を批判して事足れりとするのではなく、「提案」をより豊富化させるためであり、「対案」でもあります。日常的相談活動とその対応の経験から浮かび上がってきた問題を踏まえ、自分たちならこのような内容にするという対応策を盛り込みました。

今、いじめは構造的に発生しています。

「同じ職場で働く者全員が、互いに気持ちよく働き、協力しあう関係を築くことを望んでいる。そのためにはいじめ・嫌がらせ行為が発生しないような、発生しても芽のうちに摘発して摘むことができるような快適な職場、それが〝あたりまえ〟と考える社会を望む」と期待を込めました。

「いじめ・嫌がらせ問題の予防・防止そして解決においては、それが職場では決して許されない行為であり、職場で対策を取らなければならない課題であるということを常識とする必要がある。そのためにも職場のいじめ・嫌がらせ問題は決して個人的な問題ではなく、職場環境としての労働問題であり、とりわけ労働安全衛生の問題であることをまず確認しなければならない。

使用者は、職場でいじめ・嫌がらせ行為が発生した場合、加害者と被害者への対応だけでなく、その背景、当事者間の職場内での地位、職務、身分、人間関係などが影響していると受け止めて解決に向けた職場環境や職務内容の改善が必要になる」。

まさしく「禁止項目羅列だけのガイドラインではなく、こうしていじめを減らそうという労使の努力項目を作成してはどうか」という提案です。

雇用不安のない、理不尽な差別がない、お互いの存在を認め合い、理解し合える職場、つまりは〝いじめ〟を起こさせない職場、風通しのいい労働条件の確保が課題となります。そのうえで〝いじめ〟に敏感に気づく、気づかせる、〝いじめ〟はつまらないものという感性・価値観の習得による肌感覚での気づきができる職場環境・雰囲気作りを目指します。いじめが起きてしまっても、会社や職場、労働組合が自力で解決したという自信は労働者からの信頼を呼びます。

【取り組みの意義】

いじめ・嫌がらせ行為は様々な弊害をもたらす。

例えば仕事を過重に課すような行為は、業務への妨害である。

反対に仕事を取り上げたり、侮辱・屈辱的な言動によって仕事への意欲を削いだりする行為は、労働者の自己実現・仕事の達成感を喪失させ、労働能力を低下させる。自己を評価・肯定できなくなってメンタル不調に陥ることもある。そのため休業を余儀なくされれば、企業と職場の損失となる。

被害者は、精神的な不調に陥り、回復困難なダメージを受けて何年もその影響が消えない人も少なくない。

直接にいじめ・嫌がらせ行為の被害を受けなくても、そのような行為を目撃しながら放置した場合は、労働者間の職場内での信頼関係が失われ、労働意欲が低下して業務の遂行が妨げられたりするなど職場環境の悪化が進む。その被害は企業と職場組織全体に及ぶことになる。

加害者自身も行った行為への調査・追及が明らかになれば、これまで築いた信頼や地位、業績を喪失することにもなりかねない。

さらに、いじめ・嫌がらせ行為に事業主がきちんとした対応を取れなくて問題が拡大したりすると企業としての社会的地位も失うことになる。

このように、いじめ・嫌がらせ行為を放置することは被害者も、加害者も、企業も甚大な被害を被ることになる。

逆に、クレーム処理、事後処理としか捉えないで他人任せで解決しようという姿勢は不信感を増幅させます。問題が発生した時、解決を外部機関や第三者に依存することは使用者に解決能力がないことの暴露です。そこに共通する姿勢は責任転嫁です。いずれも本当の解決には至らず、問題を再発させます。

そもそも第三者や外部機関は職場を知りません。紛争解決はマニュアル通りにはなりません。法律で解決できません。対象が「人間」だからです。

反対に、いじめ・嫌がらせ行為が起こらない、起きてもみんなで芽のうちに摘むような職場は人間関係も良好で業務がスムーズに遂行され、個人個人が持てる能力を充分に発揮できる。企業が率先して予防・防止に取り組むことは労働者の安心感を増幅させ、業績の向上、発展にもつながる。

このようなことを踏まえれば、職場からいじめ・嫌がらせ行為をなくし、快適な職場環境を作り上げることは企業はもちろん、労働者、労働組合の重要な課題であることは明らかである」。

✣パワハラかどうかの判断は必ずしも必要ない

「業務の適正な範囲」は限界寸前のことではない

二〇一二年七月二七日、「いじめ メンタルヘルス労働者支援センター」はワーキング・グループの委員を講師に講演会「職場のいじめ、嫌がらせ、パワーハラスメント ～円卓会議、労使ヒアリング調査を踏まえた今後の課題～」を開催しました。労働者・労働組合の参加は少なかったが、使用者や研究者も参加しました。

質疑・応答での使用者の方の質問です。

Q　業務の適正な範囲内での指導教育を行っているが、パワハラと反論される。適正ということをどう考えればいいでしょうか。パワハラと指導の違いは。受け手の受け取り方でパワハラになってしまうと考えると厳しいことが言えなくなってしまいます。

A　逆に質問しますが、事案が起きて対応する時、これがパワハラかどうかという判断が必ずしも必要なのでしょうか。

　何か相談が寄せられたということは困っている状況であるということです。そのことにパワハラか否か、重大であるかどうかを問わずに会社や労組が対処することが紛争予防につながります。

　実際、現場ではパワハラか指導かとの線引きが難しいという意見を聞かされます。一方がパワハラと主張していることは両者の間で何らかの解釈の違いが起きているということです。確かにパワハラか否かは人事上の措置をとる必要がありますのでその時必要かもしれません。

　しかしまずは人事上の措置の問題を置いて、その前に、受け手は指導と受け取れない、会社はコミュニケーションの問題と考えている、その違いを問題にしてほしいと思っています。

上司は、業務指示がどのような関係性の中でどう受け止められているのかを捉え返す必要があります。「業務の適正な範囲を超えない」ギリギリの「指導」や業務命令そのものがすでに労働者に過度のストレスを発生させています。問題が発生する寸前の状態です。意見を言うと逆に脅されたりします。結局、判断基準は権限、権力を握っている者が持っています。精神的ゆとりがない状態が結果として長時間労働に至ります。長時間労働は心身共のゆとりを奪います。また生贄を作ることで全員を脅していたりして職場全体の雰囲気を悪化させたりします。

「業務の適正な範囲」は限界寸前のことではありません。境界線は不明です。労働者の許容力はそれぞれ違いますが、充分な〝ゆとり〟を持っていることがトラブルの防止になります。

ちなみに、学校における「いじめ防止対策推進法」には、付帯決議でいじめの定義について「『心身の苦痛を感じているもの』との要件が限定して解釈されることのないように努める」との文言がつけられました。

コンサルタントからの質問です。

Q　使用者側から、指導をしたらパワハラだと従業員から訴えられて困っているという相談があります。会社はそんなつもりがないので、逆パワハラではないかとおもいますがどうしたらいいでしょうか。

A　相談窓口を設置したら、上司の悪口が殺到した、という事例に似ています。

部下から上司へのパワハラといえます。

管理職にこれがパワハラと知らせるだけでなく、一般社員にもこれがパワハラだ、これはパワハラではないと、きちんと研修で言っていくことが必要です。

使用者側からの質問です。

Q　何故、定義に「継続的」ということが入らなかったのでしょうか。定義が後退してしまいました。

A　諸外国の定義でも入っているところとないところがあります。

一回の暴言でもハラスメントはあります。継続性を概念に加えると範囲を狭めると考えました。入らないことは範囲を広げることになります。

いずれも予想された質問でした。

使用者側の人たちは「提言」に盛り込まれている取り組みの意義等については関心を示すことなく、パワハラの定義の解釈だけを一人歩きさせています。いじめを個人的、個人間の問題と捉え、構造的に発生するという捉え方をしません。そこから脱皮しようとはしません。労働組合などでも似たような議論に遭遇することが多々あります。「提言」が活かされていません。

本来の労働安全衛生は安全に、安心して働き続けるようにするためのものです。「命綱やガードレールなどの本当の役割は、実際に転落しそうになった人をそこで引き（押し）とどめるのでは、おそらくない。もちろんそういう役割を果たせるように、強度を計算して、材質や形が決められ、つくられているのだろうとは思う。だけど、命綱やガードレールが実際に物理的効力を発揮する機会はない。そこにそういうものがあるから大丈夫だと安心することで、平常心を保つことができる。本来の力を発揮し、ものごとを遂行することができる。たいていは、そのためにこそ役立っていると思うのだ」（『傷を愛せるか』宮地尚子著（大月書店　二〇一〇年）。

日常生活において、ガードレールの先が危険だとわかったら、ガードレールは安全だとわかっても近づかずにその手前で行動して安全を確保します。しかし使用者の業務指示の安全基準は、労働者にガードレールに縋りながら危険な向こう側に身を乗り出す行動をさせてもまだ安全だと主張するようなものです。あたかも民法の空中利用権を援用したような解釈をしています。

なぜ人権侵害行為が横行するのかを追及しなければならないか

一二年一二月一〇日、コミュニティ・ユニオン全国ネットワークは厚労省に要請行動を行いました。

全国ネットが一一月九日と一〇日に開催した「全国一斉　職場のいじめ・パワハラホットライン」の報告書を提出して実態を訴えました。

報告書の「相談の傾向」です。

「六〇％をセクハラを含むハラスメント関係が占めました……。業種は、サービス業、医療、・社会福祉関係、教育公務職場が多かったです。特にハラスメント関係については、通常の相談に比べ、医療・社会福祉関係が目立ちました。

後に特徴的な相談事例を載せているとおり、パワハラの実態はひどいものがあり、職場の荒廃が進んでいる様子が現れていました。なぜ、職場でこれほどまでの人権侵害行為が横行するのか、という根本的な問題を行政、労使が追及しなければならないと考えています。実態をよく知るユニオン等の団体、被害者の意見を設けるよう求めます。

パワハラ被害事態の相談に加え、『誰にも相談できない』『既に会社には報告・相談したが何も対応してくれない』『会社に相談窓口はあるが信用できない。かえってひどくなるようで怖い』という人が多かったです。これは、使用者側に『職場のハラスメントが重大な人権侵害である』という認識が欠けており、使用者側の対策が不十分であると言うことができます。早急に、職場のいじめ・嫌がらせ防止のガイドラインを作成し、使用者側に『パワハラの根を絶やす』取り組みの必要性を周知徹底させるよう求めます。

また、パワハラの横行は、長時間労働や過重な競争、非正規雇用等による就業環境の悪化、未払残業や不利益変更等の使用者の違法行為も影響していると考えます。労働法の規制強化、使用者の違法行為に対する指導監督体制の強化を求めます」。

「逃げるから弱いと思われる」

二〇一三年二月、ある個人加盟のユニオンは「職場でパワハラが起こったとき、あなたは仲間をどう守る?」の研修会を開催しました。

「パワハラ概念規定に則して自分の職場を振り返ろう」のテーマで、具体的には「あなたの現在の職場、あるいは過去の職場において、パワーハラスメントの例に該当する出来事がありましたか?」「その時あなたはどうしましたか? 周りの雰囲気はどうでしたか?」を六、七人ずつのグループに分かれて五〇分間討論し、各グループの代表者が討論内容を全体に紹介しました。そもそも模範解答はありませんし、必要ありません。パワハラ問題を身近で捉え、解決策を探ることが大事です。

一つ目のグループの発表の骨子です。
・パワハラは個人の問題としては解決しない。
・上司のスキルに問題があった。能力不足がある。一年間に多くの社員が自分から辞めていった。
・上司がいじめを始める時は、気を付けていると変化がある。例えば、言葉使いが違ってくる。会話に方言が出てくる。ではその時どうするか、冷静に捉える。自分の仕事の知識を身に付ける。
・トラブルが発生した時、火の粉が降りかからないようにすることが多い。遠ざかる。でもそれでは解決しない。
・グループの結論は、弱い人間が集まったら強くなるということには疑問がある、個々人が自立する必要がある。そしてみんなで強くなる。
二つ目のグループです。

・具体例です。過重なノルマが課せられた。死ね、血を吐くまでやれと言われた。職務能力が低い人に対する責任者の暴力だ。ではどう対応したらいいいか。職場全体でコミュニケーションをとるようにする。
・組合を作る。
・苦情処理窓口が機能するよう労働者も参加する。
・常日頃から飲み会に参加して情報を集めて討論をする。
・上司の暴言に対しては「この人もかわいそうな人だ」と受け流す。
・上司の机の上にいじめ防止のパンフレットをそっと置いておく。

三つ目のグループです。
・実績の悪い人が社長の前の席に座らせられた。会社の業績が悪いなかでストレスのはけ口にされた。
・一人で抱え込まないで！　職場の仲間、ユニオンに相談する。自立する！　群れない！
・一番つらかったのは、でっち上げをして母親にばらすぞと脅された。会社を辞めたいと言ったら「母親ともども路頭に迷って死ね」と言われた。
・入社した時から無視され続けた。でも陰でアドバイスしてくれる人がいて、「ここを気をつけなさい」と言ってくれていたので助かった。
・問題は職場の荒廃ぶり。

・何ができるか。職場の同僚の愚痴を聞く。

あるグループからは「逃げるから弱いと思われる」という意見が出されていました。

三つのグループの討論に、解決のための方向に共通性がありました。会社側に立って群れないスタンス、事態の本質を客観的に探ろうとする姿勢、そして自立する、解決は信頼できる者といっしょにしたほうがいいという認識です。これらのことは解決に向かわせる重要なステップです。

討論で出されたように「弱い人間が集まったら強くなるということ」にはなりません。

職場で起きる問題に対する予防・解決は、当事者である労働者たちの泣き寝入りをしないという意思表示から始まります。

相手の話も聞こう、聞かないとわからない

ある労働組合でいじめ問題にどう対応するかの学習会が開催されました。

きっかけは、執行委員会で労働組合が取り組む課題について議論をしたらいろいろな意見が出されました。日常的に意見が言える雰囲気があるようです。

いじめ、メンタルヘルスに関連する意見です。

・表面には出てこない、匿名で安全問題ということでアンケートを実施したらメンタル問題がか

なり存在した。

・メンタルヘルスケアが必要な者が出る前に組合としてどうするかのほうが重要。
・モラルハラスメントわかったようで、わからない。
・上司のパワハラが多い職場がある。
・いじめからうつになっている傾向がある。
・職種異動をどうとらえたらいいか。

講師はこれらにヒントを示す形での話をしました。

身近で具体的な問題が取り上げられたということで活発な議論が展開されました。自分が主張するだけでなく相手の話も聞こう、聞かされないとわからないことがたくさんあるということをみんなで確認しました。そして相手の気持ち、立場の違う者がおかれている状況、仕事も理解するようにしようという意見が数人から出されました。

そのような議論のなかで、一人から「俺たちは管理職に文句を言うけど、中間管理職は見ていると上と下から攻められて大変だよな」という発言が実感をこめて出されました。

そして、時間外労働をあまりしないで、仕事が終わったら組合事務所にきてなんでも話そう、それが問題を起こさない、大きくしない予防になるということが全体で確認されました。

会社でも労働組合でもアンケート調査をする時は、実態調査だけでなく「どのようにしたら解決すると思いますか」などの項目を加えて提案してもらうと良い意見が寄せられたりします。

第三章　「パワハラ」とは

✣「いじめ」と「パワハラ」

意味があいまいなパワーハラスメント

「防止対策ガイドライン（案）」は「いじめ」ではなく「パワー・ハラスメント（パワハラ）」と表現しました。「パワハラ」は、厳密性を欠くとはいえ労働者が職場で被っている迷惑行為全般を指して広く使用されている現状があるという理由からです。

円卓会議は、名称は「職場のいじめ・嫌がらせ問題に関する円卓会議」ですが「提言」の中では「職場のパワーハラスメント」という表現をしています。ワーキンググループで議論があったようです。いじめ・嫌がらせとパワーハラスメントは持つ意味が違います。

職場のいじめは、企業の人事政策のなかで手を変え品を変えて利用されてきました。

そのようななかに「パワーハラスメント」という和製英語が登場しました。職場の状況やそのなかで労働者が置かれる精神状態などについて理解のない、関心を持たない、社外で労務管理を生業とするところから使用され始めました。問題の本質をますます曖昧にして一括りにしてしまいました。その結果、企業の体質、構造から発生しているという捉え方からずれた認識に至ることがあります。

とはいいながら、パワハラの言葉が社会的に登場すると、「個」で管理されている労働者が職場で受けた被害行為について自己主張しやすくなったことも確かです。現在は職場で発生している人間関係のトラブル全般を指す言葉として曖昧なままで定着しています。

現在の「ブラック企業」という言い方と似ています。ブラック企業はこれまでずっと存在してきました。しかしなかなか社会問題になることはありませんでした。

ブラック企業の狭義の定義、広義の定義のようなことは大きな問題ではありません。労働者がなかなか自分たちの労働条件や職場環境に意識が向かわなかったり、直接声を挙げられなかった中で、声をあげられる雰囲気が生まれたり、労基法などに照らして自分たちの職場を点検してみるきっかけをつくりました。

事実、たくさんの「おかしい」「不当だ」という声が挙がっています。

「モラルハラスメント」法規制は重要な成果をもたらした

一九九八年にフランスの精神科医マリー＝フランス・イリゴイエンヌさんが『モラルハラスメントが人も会社もダメにする』（紀伊國屋書店）を発表し、日本語版も出版されました。その中で初めて「モラルハラスメント」の言葉を使用して問題を指摘しました。

フランスでは、それまでは、労働者は職場でさまざまないじめや嫌がらせのような現象・雰囲気に遭遇しても言葉で表現したり、主張することができませんでした。『モラルハラスメントが人も会社もダメにする』を読んで初めて自分たちの周囲で起きている現象・雰囲気について捉えなおし、議論することができるようになります。同時に社会的に広範な議論が起こっていきました。

議論を経て、〝精神的健康（メンタルヘルス）〟の概念を労働法に取り入れるべきかどうかの議論がおきます。結論として二〇〇二年一月一七日に制定されたフランスの「社会近代法」は、使用者の安全衛生義務にメンタルヘルスを加え、職場でのモラルハラスメントに対抗するための規定を盛り込みました。

モラルハラスメントは「雇われている労働者の権利や尊厳が侵されるような労働条件の切り下げを目的にした、またはその効果を狙って繰り返される行為。労働者の身体的、精神的または職業上の将来の名誉を傷つけることを目的にして繰り返される行為」と定義づけられています。しかし一般的な定義のため、どこまでを含むのか、何が該当するのか明確でないという問題が発生し、解釈をめぐって駆け引きが繰り返されました。

フランスの「労使関係現代化法」には、モラルハラスメントの取り組みは使用者だけでなく、安全衛生委員会、労働者代表などさまざまな機関で組織が責任を負い、全体で取り組む必要があると盛り込まれました。

雑誌『公衆衛生』（医学書院発行）二〇一〇年一月〜三月号にジャーナリスト・山本三春さんが「働く人と健康　フランス在住ジャーナリストの立場から　プシコソシオ問題（職場のメンタルヘルス）で闘いを開始したフランス」を連載しました。

「過労自殺の歴史とテクノサントル・ルノーの悲劇」と題して、フランスで労働関連自殺（過労自殺）が急増し衝撃が広がっている、なかでも二〇〇八年二月以来自殺が相次いでいた電話通信のフランス・テレコムは二〇〇九年一〇月一五日、ついに二〇カ月で二五人目の犠牲者を出すに至ったと報告しています。

一方、二〇〇二年一月に施行されたいわゆるモラルハラスメントの法規制を含む「労使関係現代化法」の制定によって、少なくても三つの重要な成果をもたらしたと報告しています。

一つは、罰せられるようになったことで、犠牲者自身が苦悶を乗り越え、堂々と提訴して救済される事例が増加した。

二つ目は、判例が蓄積してきたため、何をすると認定されるか具体的に明確になってきて、雇用者、管理職、一般職員に至るまで〝してはいけないこと〟の自覚が高まり、抑止効果が生まれている。

三つ目は、モラルハラスメントが原因で労働災害に認定されるようになると、職場での予防、改善するうえでの巨大な武器となっている」。

モラルハラスメントを規制する目的は、使用者に、この項目に掲げるような責任を取らなくてもいいように、会社での精神的リスクを防止するための実効性ある政策を行うよう措置を講じることを促進することです。まさに予防措置です。

モラルハラスメントの法的規制が導入されると社会運動が起き、様々な変化が生じました。労働組合の、取り組みは遅く、モラルハラスメントについては組合の代表者を通じて聞かされ、精神的リスクについて知るようになりました。職場におけるストレスやハラスメント、暴力問題について、欧州連合で取り組むことが同意されました。フランステレコムのような一〇〇〇人以上の企業で心理的ストレスが生じた時は労働組合が交渉できるようになりました。

そのような中で、良好な信頼関係に基づく雇用契約のための必要条件に関係する判例が積極的に出され、踏み込んだ解釈が広がりました。

現在では、棄却院（最高裁）から「たとえ業務上のリスクを防ぐための処置を講じたということであっても、使用者は責務を免れることはできない」「使用者は、労働者が危険にさらされると知っていた、または知るべきであったのに、彼／彼女を保護する措置を取らなかった場合は、〝弁明できない過失〟となる」という判例が出されました。メンタルヘルスを保障する厳格な義務が確立し、労使共通の認識に至っています。

日本的な〈いじめ〉もそれまでとは姿を変えるようになった

もう少し『モラル・ハラスメントが人も会社もダメにする』から引用します。

「さてこのような日本の教育の現状が〈仕事の世界〉とも無縁であるはずがない。と言うのも、〈いじめ〉はまずなによりも、〈人間社会をコントロールする道具〉だからである。日本出身のジャーナリスト、ケイコ・ヤマナカは言う。《〈いじめ〉という現象は、一九七二年頃、ちょうど日本経済が急成長を始めた時期に表れた。というのも、企業は若い社員の、個人主義を捨て、周りから突出せず、とりわけ社会を批判しない、型にはまった組織人になることを要求したからである》。すなわち、その規範に従わせたり、その規範からはずれた者を罰するために、〈いじめ〉が行われたというわけだ……。

ところが、一九九〇年になって日本経済が衰退しはじめると、企業の方針が転換して、〈独創的なアイデアを思いつくことができること〉という新しい型の人材が求められるようになった。また経営のやり方も変わった。

終身雇用制は終わりを告げ、人員整理の時代が始まったのだ。そこで経営者に求められるのは、ただ利益をあげることだけである。そうなると、必然的に、日本的な〈いじめ〉もそれまでとは姿を変えるようになった……。すなわち、〈組織に社員を適合させる〉ために用いられてきた〈いじめ〉は、もっと乱暴に、〈組織から社員を追い出す〉ための〈モラルハラスメント〉に姿を変えたのである。これまで、日本には〈モラル・ハラスメント〉の現象にぴったりあてはまる言葉は存在しなかった。だが、〈精神的な暴力〉を表すのに、最近はマスコミなどを通じて、徐々にこの言葉が使われ始めている」。

日本からフランスの状況が客観的に見えるように、フランスから日本の実態が観察されています。

「職場の暴力」が学校に持ち込まれた

森田洋司著『いじめとは何か　教室の問題、社会の問題』（中央公論新社刊）は、学校でいじめが問題になったのは一九七〇年代後半からの校内暴力に続いて八〇年代半ばだといいます。「学園モノ」のテレビドラマを思い出すと頷けます。この時は「校内暴力」「家庭内暴力」という言い方がされ、あたかも学校や家庭での特別な出来事という捉え方がされました。この捉え方は今もそうです。

文部省は「加害者への教育的な指導で対処する」方針を示し、そのために〝気づき〟と〝早期の摘み取り〟とカウンセリングの必要性を提起しました。〝熱血教師〟の奮闘が期待されました。

よく「子どもたちは大人社会でのいじめを見て真似している」と言われます。大人が希望を持てない社会は子供が希望を持てるはずがありません。実際は「職場の暴力」や「家庭内暴力」「社会のいじめ」などが学校や家庭に持ち込まれているのです。

そして八〇年半ば頃から「いじめ」の用語は「嫌がらせ」「迷惑行為」「差別」「侮蔑」「いびり」「八つ当たり」「からかい」「殴る・蹴る」「いたぶる」「無視」「仲間はずし」などの現象を総称して使用されはじめ、人々の認識や反応の仕方まで変更されてパターン化されていったといいます。同時に差別と関連して発生する「いじめ」は、「差別問題」として括られ、「いじめ問題」から抜け落ちてしまう傾向になったといいます。

人々の認識や反応の仕方まで変更されてパターン化される現象は現在も起きています。「頭にくる」「いらつく」「癪に障る」「悔しい」「我慢できない」などの感情が「むかつく」という言葉でくくられています。まさに感情がパターン化しています。

日本における職場の〝いじめ〟の流れ

日本で〝職場のいじめ〟が社会的問題になったのは一九八〇年代に入ってからといわれます。ちょうど国鉄分割民営化の論議が行われていた頃です。

分割民営化は、鉄道労働者の雇用・生活から安心・安定を奪い、事業においても事故を多発させました。利用者から生活の糧の線路を奪った地方もありました。まさしく国策による社会全体の「安全の分割民営」でした。労働者を雇用不安や生活不安に落とし込めることは最大の〝いじめ〟です。

分割民営化にむけて、政府と財界は国鉄労働者を親方日の丸感覚に染まった働かない連中と攻撃しました。そして労働者同士が対立する構造を推奨しました。そのことを通して労働者・労働組合全体を攻撃する世論を作り出しました。労働運動全体が孤立させられていきます。

分割民営化が強行された後、JR各社はサービスが向上したと自賛しました。しかし人員を減らしてサービスが向上するというのは矛盾する理論です。鉄道労働者は長時間労働を強いられても会社に不満を言わない、乗客にへりくだって作り笑顔で業務遂行することを強制されました。労働者がへりくだると利用客は図に乗ります。サービス業の労働者が利用者のサンドバッグになっています。人としての尊厳が奪われた、奪い合っている社会になっています。

分割民営化は鉄道労働者と利用者におかしな関係性を作り出しました。「安全の分割民営化」の波及は、社会全体の不安を増加させ、ストレスを増大させました。

いじめは人権を無視し、プライドを傷つけ、心身に不調をもたらす

二〇〇五年四月二五日に発生したＪＲ西日本福知山線脱線事故で多数の利用者が殺されました。原因は、運転手が一分三〇秒の遅れを気にして無理にスピードをアップしたことだと言われています。運転手は遅れると「日勤教育」に名を借りた人権無視の精神主義的教育を受けなければならないことを恐れていました。〝いじめ〟そのものです。

二〇〇八年六月二九日、国土交通省航空・鉄道事故調査委員会から尼崎脱線事故最終報告が出され、その中で「日勤教育」についても触れられています。

「日勤教育は本件運転士を含む一部運転士が、運転技術向上等に効果のないペナルティーと受け取るものだった。また、運転士が自分の誤りによる事故等を発生させた時、日勤教育を受けさせられる懸念から言い訳などを考え、列車の運転から注意をそらせる恐れのあったものと考えられる……。ＪＲ西日本は、日勤教育について、日数、内容等を見直し、精神論的な教育に偏らず、再教育にふさわしい事故防止に効果的なものとすべきだ」。

旧国鉄・ＪＲにおける国労等への組合間差別攻撃はすさまじいものがありましたが、差別の対象ではない組合の組合員に対する労務管理も同じです。懲罰的日勤教育を怖がる労働者はミスが許され

ず、ミスをしたらカバーしようとします。このような構造がスピードと安全を売り物にする職場で続いていたのです。

「効果のないペナルティー」、「精神論的な教育」はJR西日本に限ったものではなく、多くの会社でも見られる情況です。不信感と不安感が募る状況で労働者は自分自身を見失っていきます。

死亡した運転手は犠牲者です。しかし多くの組合員はそのことを主張することができずに沈黙したままでした。そして鉄道の安全施設の不備に問題を集中しました。

ではこの事態をもたらした原因はどこにあったのでしょうか。

スピードをめぐる鉄道会社間の競合があり、それに勝ち抜くために手段を選ばない会社の体質に問題があったのは言うまでもないことですが、利用者もまたスピードを催促しています。利用者の労働者は、長時間労働で寝不足、過重労働の過密スケジュールで仕事をこなしています。そのなかで、通勤、移動時間の短縮のためにスピードアップを要求します。つまり、会社の都合である業務上のノルマが労働者個人の働き方に転嫁され、労働者はその解消を鉄道会社にも強制しています。そのような意味では利用者も事故に加担しているのです。「いじめ」の構造は、社会的状況を反映して複合的に混在しています。

「人権擁護法案」に職場のいじめ問題が盛り込まれる

九三年、国際連合は「国内人権機関の地位に関する原則」(パリ原則)を採択しました。

九八年、国連規約人権委員会は日本に、公権力による人権侵害を救済する独立機関の設立を勧告します。それを受けて二〇〇二年三月の国会に内閣から「人権擁護法案」が提出されました。法案は、法律の目的を「人権の侵害により発生し、又は発生するおそれのある被害の適正かつ迅速な救済又はその実効的な予防並びに人権尊重の理念を普及させ、及びそれに関する理解を深めるための啓発に関する措置を講ずることにより、人権の擁護に関する施策を総合的に推進し、もって、人権が尊重される社会の実現に寄与すること」（法案一条）と謳っています。

「人権侵害」とは、「不当な差別、虐待その他の人権を侵害する行為をいう」（法案二条一項）と定められ、「何人も、他人に対し、次に掲げる行為その他の人権侵害をしてはならない」（法案三条一項）として禁止項目を定めました。

法案には、ＩＬＯを意識したのかどうかははっきりしませんが、職場のいじめの問題への取り組みも盛り込まれています。

「一　不当な差別的取扱い

3　事業主としての立場において労働者の採用又は労働条件その他労働関係に関する事項について人種等（人種、民族、信条、性別、社会的身分、門地、障害、疾病又は性的指向をいう。以下同じ）を理由としてする不当な差別的取扱い

二　不当な差別的言動等

1　人種等の属性を理由としてする侮辱、嫌がらせその他の不当な差別的言動

2　職務上の地位を利用して相手方の意に反してする性的な言動
Ⅲ　相手方に対して優越的な立場においてする虐待」

とあります。

差別的取扱い禁止については、すでに労働基準法や就業規則に盛り込まれているものもあります。「2　職務上の地位を利用して相手方の意に反してする性的な言動」と、セクシャルハラスメントの防止が二〇〇五年の男女雇用均等法改正以前に盛り込まれていました。「Ⅲ　相手方に対して優越的な立場においてする虐待」は、職場におけるいじめ・パワハラ問題について調査及び救済が可能となるものでした。

しかし法案審議は国籍条項や外国人の参政権の問題を巡ってデッドロックになり、〇三年一〇月に廃案になってしまいました。

日本において〝職場のいじめ〟問題に取り組むチャンスを失いました。法案を成立させようとする労働団体や労働組合の取り組みがほとんど行われなかったのも事実です。

『いじめ』だなんてそんな敗北主義の言葉はいやだ

時代とともにいじめの捉え方に変化も生じます。現在は労働者が守勢的になっている状況があります。社会でも職場でも労働者は「個」で管理され、人間関係上のトラブルだけでなく労働基準法違反の強制までが「いじめ」で括られて対処されています。

バブル崩壊後の一九九六年六月に五日間、東京管理職ユニオンの呼びかけに多くの労働組合が協力してホットライン「職場いじめ一一〇番」(第一回)を開催すると六八三件の相談が寄せられました。ホットライン開催に際し、呼びかけ人は名称の討論をしました。その時の資料です。

「『いじめ』だなんてそんな敗北主義の言葉はいやだ、恥さらしだ、という意見。それに管理職ユニオン内で取り扱っているのは主に不当な処遇があったもの、つまりリストラのためにクビになったとか、やめさせるためにわざと酷い環境におかれたとかいうもので、それを『いじめ』と一言で括ってしまうのは問題があるのではないかなどという意見がありました。しかし名称を巡る論議に時間を費やすのは非能率であり、言葉として無理があっても、語感が嫌いであっても、職場で起こっている一切合財の問題を、『職場いじめ』という名称のもとに取り扱うことに決めました」。

「どんないじめが横行しているのかは分からないが、とにかくそのパンドラの箱を開けて、会社の問題というものを全て受け止めよう、というのがこの『職場いじめ一一〇番』の趣旨でした」。

現在は平気で〝いじめ〟と言いますが、一〇年前、労働者は自分たちが「いじめられている」と発言することにプライドが許さなかったようです。

また今とは言葉が持つ範囲が違っています。今日の実態は〝いじめ〟以外では表現できない状況があります。

第一回目の「職場いじめ一一〇番」の報告です。

「性別内訳では、男性二七三名、女性四〇一名で女性がおよそ六割を占める。三つの理由が考えられる。
第一に、職場がいまだに男性中心社会で女性の立場が不当に弱い。弱い者が狙われる。
第二は、雇用形態の問題。男性は正社員、女性はパート、派遣あるいは契約社員という職種の区分が行なわれている。パート、派遣という立場の弱さにつけこみ、いじめが行なわれている。つまり正社員の男性がパートの女性をいじめている」。

「職場いじめの手口としては、いじめの根幹に解雇の脅しや退職勧奨、不当な出向命令が伴なう複合的になっています。その中では多い順に『噂を流す』、『困難な仕事・過大なノルマを押し付ける』、『仕事を取り上げる』、『挨拶しない・口をきかない』などがおこなわれている」

二〇年近く前の職場情況と現在を比べてみるのも面白いことです。

現在は、雇用関係はさらに何重構造にもなっていて、そのなかで「いじめ」が行われています。構造そのものが「いじめ」を生み出しています。

「いじめ」の手段として仲間はずれにするという場合、では一〇年前は仲間意識というものがあったのでしょうか。それ以前からも時代とともに少しずつ薄れてきています。

今は仲間などということを意識できないくらい一人ひとりが分断されています。しかし「いじめるときは人が集まる」という状況があります。表面上は何もないようだけど、こそこそと行われています。周りの人間は知っていても関わろうとしません。

人間関係が団結のためにではなく、排除、ストレス解消の対象の力学として作用しています。

「心身の被害としては、病気や怪我をしたらそれだけで人格までが否定されてしまう会社もある。メンタルヘルスに関しては、いじめ・嫌がらせで心身症などの精神を病んだケースが（第一回だけで）二九件あり、精神的理由でいじめ・嫌がらせを受けているケースが七件あった」。

「メンタルヘルスケアが必要とおもわれる相談が非常に多かった。一〇四五件中（第二回）一四九件（一四・三％）がなんらかの意味で関連していた。

いじめを受けた結果自殺に至ったものが九件、自殺未遂が六件。職場でいじめ、嫌がらせにあって不安やノイローゼ状態、身体症状が表れたり、鬱状態にあるなどの事例が九九件（六六・四％）、精神疾患が心配されるのが三七件（二二・四％）あった。

しかしそのような状況にありながら、精神科への通院やカウンセリングを受けているのは三九件・二六・二％で、あまり専門の機関などには行っていない」。

「職場いじめ一一〇番」の分析が関係者によって論文『「職場いじめ」問題と日本の企業社会』として報告されました。

「経営者が人員削減の方針を決めた場合、自分がそのターゲットになりたくなければいじめに加担するのを拒否することは難しい」。

「相談者は、明からさまなお前は要らないという扱いを受けていながら、未だ自分が企業に役立てる部分があるんじゃないかという希望を捨てられない。滅私奉公のマインドコントロールから自分を取り戻すことは簡単ではない」。

「『辞めたくない』人間に『辞めたい』と言わせることが可能だと考え、強引に言わせようとする経営者には、個人の人格の尊厳などという近代的な人権概念が根本的に欠落している。しかしいじめの具体的な行為は、経営者が自分で手を下すよりは、直接の上司や同僚である場合が多い。『こんなことをしては恥ずかしい』というような大人の良識、感覚が育っていない」。

労働者が「会社人間」にどっぷりと浸かっている状況はまだ続いています。社内での自分の位置が客観的に見えていません。

相談を受けていて相談者に「あなたが会社のことを思っているほど、会社はあなたのことを思っていないよ」とアドバイスをすると、相談者は人格を全面否定されたという捉えかたをして、そんなことはないと反論してくることもあります。

職場で、理不尽なことがあった時に「納得いかない」、おかしいことに「おかしい」と声を上げることは最高の「愛社精神」ですが、我慢することがそうだと勘違いしています。昨今では、我慢することが雇用を維持する防衛手段と捉えられています。

労働者は自分に正直に行動しないと、自分の価値観における社会正義感、道徳観との乖離が拡大し、感情麻痺や精神状態が不安定になったりする危険性があります。

職場が恒常的に〝いじめ〟が発生する構造に

日本労働弁護団は、一九九七年開催の第四一回総会でのスタディーグループで「『職場のいじめ』とどう闘うか」を取り上げ、取り組みを開始しました。

資料の具体例には雇用問題に至っているものが多いようです。社内での個人的または集団的〝いじめ〟から会社による構造的〝いじめ〟が横行しています。

一九九九年三月二三日、ブリジストン本社社長室で社員の野中将玄さん（五八歳）は抗議の割腹自殺をしました。

定年を真近かに控えていた社員たちは仕事を取り上げられ、毎日、窓際の席で「私の将来」と題する作文を書くことが唯一の業務指示でした。「会社のために貢献したい」旨の内容は書き直しを命じられ、「第二の人生は特技を生かして過ごしたい」のような旨だと「すぐに実行に移したら」と〝アドバイス〟を受け続けます。間接的退職勧奨です。

マスコミ等で大きく取り上げられ、中小労組政策ネットワークに結集する労働組合と労働者は本社前で抗議・追悼集会を敢行しました。その後〝窓際族〟という言葉は消えましたが、その後、問題になった〝追い出し部屋〟など〝見えにくいいじめ〟が増え始めました。

東京都労働経済局は平成一二年（二〇〇〇年）三月にパンフレット『職場のいじめ～発見と予防のために～』を発行しました。

そこでは「職場のいじめ」を「職場において、仕事や人間関係で弱い立場に立たされた成員に対して、精神的又は身体的な苦痛を与えることにより、結果として労働者の働く権利を侵害したり、職場環境を悪化させたりする行為」と捉えています。

労働相談内容項目に「いじめに関するもの」の数値が平成七年度（一九九五年度）から記載されていますが、平成九年度（一九九七年度）からは細目が「退職強要」「職場の嫌がらせ」のほかに「人間関係」が加わっています。おそらく相談窓口担当者が二つの細目では括れない職場環境から発生している案件が増えているという実感から「人間関係」の細目を加えることになったのだと思われます。

職場環境から発生する「人間関係」の〝いじめ〟とは、職場が不定の社員間で紛争が安易に発生しやすい状態に恒常的におかれているということです。一〇年以前の「いじめられている」と言うことがはばかられた状況から、個人的対応では解決困難な状況になってきています。

第四章　職場のいじめ　労働相談

✣雇用不安が一番のいじめ

労働者の働き方、働かされ方が変化している

オイルショック以降、営業・サービス業の職種が拡大しました。そこでは自己の感情を抹殺した労働が強制され、商品価値が消費者の言い値で決定させられていきます。競合に生き残るためのダンピングは賃金を直撃していきます。

一九八〇年代後半のいわゆるバブル経済は労働の価値と労働者の価値観を変化させました。あらゆるものが価格付けされて商品化され、労働者は〝中流〟と言われるために物的商品を所有することがステータスとなりました。労働者は「もの」のために働くようになりました。労働組合は要求以上の賃上げが行われることもあり、要求は勝ち取るものでなくなりました。賃金は労働の対価でなくな

っていきます。

その後の経済不況下で、会社は人件費削減を目的として人事・労務政策を実施し、成果主義賃金制度の導入を進めます。成果主義賃金制度は、賃金が労働者という「人」に支払われるのではなく「成果」への対価として支払われます。賃金から生活維持という性格が削ぎ落とされました。生活維持のためには無理な労働が強いられることになりました。

合理化が進むと業務は上位下達でマニュアル化され、労働者の創意工夫や個性の発揮が奪われていきました。そこから外れる業務遂行は秩序破壊と批判されます。物言わない（考えない）労働者が増えていきました。

このように労働者の働き方、働かされ方が変化していくなかで、それまでの職場秩序は崩壊し、同時に労働から「人格」が奪われ「人権」が消え、労働者の生活権が奪われています。労働者・労働組合の団結も難しくなっています。

しかし労働者の歴史的闘いの確認になりますが**「労働は商品ではない」**のです。

職場で派生するいじめの性格にも変化が出てきます。

かつては、いじめを受け入れてしまう社会状況や無自覚のまま放置されているという事態もありました。その様相は上司から部下、仲間同士、男性から女性、正規労働者から非正規労働者、個人的嫌がらせなどです。いじめられる側は我慢を強いられました。

その後、会社の労務政策、権力を持つ者によって積極的に〝いじめ〟が利用されるようになりました。例えば会社の決定による退職強要・勧奨などを目的にした権利乱用です。「上の方からの方針」ということで、上司は理不尽だと承知していながら無理な業務指示の強要、派閥などの集団からの排除など、不可視的な行為が多くあります。利害関係をめぐる対立構造が作り出され、〝いじめ〟ターゲットが定められたりすることもあります。

その中で労働者は信頼関係が存在しなくなり、不信感と不安感が募り自分自身を見失っていきます。

職場のいじめは明らかに社会現象の中から出現し、会社の中で構造的に起きています。

「自衛隊では、『いじめ』があったという例は極めて稀です」

いじめが無自覚のまま放置されている例です。

海上自衛隊佐世保地方総監部のカウンセラー山下吏良著『女子アナ・吏良の海上自衛隊メンタルヘルス奮闘記』です。

「自衛隊では、『いじめ』があったという例は極めて稀です。何をもって『いじめ』というのか明確な定義もないのですが、実態として、集団生活において全くのゼロということはないと思います。あまりにも要領が悪く鈍重な人や、自己中心的で極端に空気が読めない人は、集団の構成員から嫌われたり、つらく当たられたりするのがどこの社会でも普通だからです……。

海上自衛隊で暴力沙汰とか、いじめらしきものがあったと言われているものでも、調査報告書やいろいろな人の話を総合すると、些細なことで騒いでいるだけで、『昔はこの程度のことをいじめとは言わなかった』と言うようなケースもあるようです。

人格を否定するような発言を続けるのはもってのほかですが、拳骨で頭を叩く程度のことは、上司の感覚では指導の範疇……。

とはいえ、一方でそれを『いじめ』と受け止め、心に深い傷を負って、委縮してダメになっていってしまう人もいます。その結果、ますます『いじめられ役』になってしまうこともあります」。

自衛隊では二〇〇四年のイラク派遣以降、毎年八〇〜一〇〇人の自殺者が出ていますが、その半数は「いじめ」だと言われています。イラク派遣によるストレスがいじめを増大させている土壌を作ったのです。自分だけでは解消できないストレスを反撃しないと思われる者を探して攻撃的に発散させます。組織として惨事ストレスについての理解不足がそうさせています。しかし現場の管理者はこのような感覚なのです。

団体交渉において、使用者から似たような反論をされることはまれではありません。

いじめは三段階

精神科医の中井久夫氏は著書『いじめの政治学』(『アリアドネからの糸』に収録　みすず書房)のなか

で、いじめは三段階あると書いています。

「第一段階は『孤立化』です。加害者はターゲットになる加害者を選び、周りの人間が被害者を助けない状況を作り出します。周りは自分は大丈夫と安心します。いかにその子がいじめられるに値するか、といったPR作戦も行われます。次に『無力化』が起きます。殴る蹴るから始まって、どんなに抵抗しても無駄であるという状況を被害者に示します。物理的暴力はこの段階が一番ひどく、ここまではまだ、外からいじめとして認識されやすいかもしれません。最後に『透明化』がおきます。ここまでくるといじめられている状況が見えなくなってしまいます。加害者の存在があまりに大きく、被害者は加害者が喜ぶことであれば何でもします。言われるまま、家族から金を盗み、裏切り、自己像を破壊させられてしまいます。けれども、外からは加害者の仲間のようにしか見えなくなっていくのです」。

だれでも、集団のなかで個性、価値観が欠落させられて自制を失うと不合理で、破壊的な行為が可能になってしまいます。集団によるいじめは、無責任で制御のきかない、無思慮な行為と攻撃の様態になります。「みんなで渡れば怖くない」の「個性の除去」です。会社全体がそのようになってしまったら地獄です。

いじめは「社風」、会社ぐるみ、会社の指示、周囲による暗黙の了解から発生して深刻化していく現象がほとんどです。解決にあたっては構造的問題にメスを入れる必要があります。それが「予防」につながります。

✣いじめの具体例

競争と排除は労働者を孤立させ、長時間労働とストレスをもたらします。長期化するとうつに罹患してしまったりします。労働者にとって雇用不安が一番のいじめです。雇用不安がトラブルを派生させています。

雇用不安――やさしさの裏は

【例一】労働者にとって雇用不安が一番のいじめです。

仲間意識が失われているなかで、周囲の同僚はライバルという認識が雇用不安を拡大させ、トラブルを派生させています。

今、かつては世界経済を領導した大企業でも事業所閉鎖や事業縮小・転換を決定して大量の希望退職を募っています。

製造企業の例です。

管理部門の部署は閉鎖の対象にはなっていません。しかし全社的問題としてみたら決定はされていなくても人員縮小があるとみな受け止めています。

部員は積極的に業務を遂行するのではなく、ミスをしないような守りの姿勢になりました。他の社員が困っても声をかけて手伝うということもなくなりました。定時になっても帰りません。〝まじめ〟な自分を売り込んでいます。人間関係がぎくしゃくし始めます。

そのような中で一人が体調を崩して欠勤しました。翌日出勤すると周囲の社員たちはやさしく対応し、ゆっくりと休養することを勧めます。診断書を取って傷病休暇の申請をするように勧めます。

実は、管理部門でこれまで傷病休暇をとって休職したあと復職した社員はいません。休職制度はそれなりに確立していますが休職期間満了で退職しています。周囲の社員たちの親切はライバルを蹴落とすためです。

「休職しません」と返事をすると優しかった態度がガラッと変わりました。

この段階で相談がありました。

自分だけが助かろうとあがいても部署は廃止になるか、人員削減になるかは誰にもわかりません。そのなかでいがみ合うのはつまらないことです。

上司にきちんと状況説明をさせて情報をみんなで共有する必要がある、そして人員削減の話が出されたならどうするかをみんなで意思一致しておくこととアドバイスしました。みんなが自分だけは助かろうとすると逆に孤立させられて誰も助からないことが多々あります。全体で意思一致できないなら数人とでも泣き寝入りはしないと意思を固めて泰然としている方が、実際に話が出された時にいい判断ができます。

結局、人員削減はおこなわれることなく部署は存続しました。そこに残ったのは人間不信だけでした。

実質的指名解雇――闘争委員会を組織

【例二】電気メーカーで大量の早期退職者募集が発表され、面接が始まりました。労働組合は組合ニュースで、あくまでも希望なので退職したくなければ拒否できるといいます。少し経つと面接回数が社員によって違うことがはっきりしてきました。面接回数の多い組合員が組合役員に実態を報告するとたまたまだろうという反応です。

納得いかない組合員は退職募集の必要性と面接回数の不平等について団体交渉を申し入れることを要請しました。組合役員がしぶるのをみて不信感が湧いてきたので「各職場を調査し、同じようだったら闘争委員会を結成して、そこで団交を申し入れる」と通告します。

組合と闘争委員会が一緒に要求した団交で闘争委員会は「実態は指名解雇ではないか」と追及し、面接の中止を要求しました。同席していた組合役員は誰も一言も発言しませんでした。

団交終了後、闘争委員会は組合執行委員に「会社と話がついてるんじゃないのか」と詰問し、独自に闘争委員会発行のニュースを作成します。闘争委員会は強化されていきました。

結局、面接は中止され、会社はあらためて規模を縮小し、条件をあげて退職者募集を行いました。

争議が終わって組合大会が開催され、合わせて役員選挙が行われました。争議のときの役員は立候補しても当選する可能性がありません。役職休職だった委員長は、会社から〝役に立たない〟と評価され、閑職に戻されました。結局、委員長は〝間接的退職勧奨〟で退職していきます。新しい執行部の組合は、きちんと取り組めば成果はある、退職者は出たが納得して辞めていったという教訓を獲得し、風通しのいい組合を作ることができました。

実は、一人の組合員が早期退職者募集の発表があった段階で家族に相談しました。妻は自分の会社の労働組合の姿を見ている実感のなかで、社内の労働組合は役に立つのかと質問しました。わからないと答えると、一度社外の労働組合・ユニオンに相談してみることを勧めました。

ユニオンは、せっかく労働組合があるのだから、下から声を集めて執行部に意見をあげる、退職勧奨の対象になっている労働者を中心に対応を考える、最終的方針はその労働者の意思を尊重して決定することを組合に要求するようアドバイスしました。

二〇〇一年に松下電器が早期退職者一万三〇〇〇人の募集を発表しました。すると他社は雇用を大事にする松下電器が行うならと真似ていきました。募集に応募した労働者は上積みの退職金を受け取って退職します。

ある企業が募集を公示すると、募集開始日の業務開始時刻と同時に定員をオーバーするという事態が発生しました。しかも企業としては辞めてほしくない労働者がたくさん含まれていました。彼らは再就職に自信があるのです。企業が退職を〝期待〟していた労働者は残りました。生産性は予想以上に低下しました。企業は、このようなやり方は失敗だと総括しました。

この経験を他の企業は教訓化します。早期退職者を募集する時、残ってほしい労働者には秘密裏に将来を保証して応募しないようにお願いをしてから発表しました。そうすると定員には達しないで二次、三次の募集をすることになりました。

その次に経験を教訓化したのが、退職者対象リストを作成し、募集するふりをして特定の労働者に退職を強要するやり方です。

そして、早期退職者を募集する時は、あらかじめ社内の労働組合に通知し、組合役員は対象にならないことを告げて協力を得ていることが多々あります。労働組合は、企業が募集を発表する時は対象者まで掌握しています。交渉は形式です。

そのことを突破するためには、下からの民主主義、意見の吸収と当事者を中心にした組合運営が必要です。

肩たたきマニュアル

退職強要のためのマニュアルが作られています。労働者の返答を予想したシュミレーションが盛り込まれています。

【例三】ある製薬会社で、営業部の課長たちは部員への〝肩たたき〟を命令され「マニュアル」を渡されました。課長たちは何度も読み返して頭に叩き込み、シュミレーションをして面談に臨みました。

「事情はわかりますが会社もこういう時なので○○さんにも一度考えてもらいたいと思いまして」

「○○さんに非があるわけではありません。会社からの協力要請です」。このように一人ひとりに優しく対応しました。「何で私ですか」という質問に、「あなたがということではなくみんなにお願いしています。ただ○○さんにはかつて△△のようなこともありますよね」と弱点を一点加えます。弱みを一つ加えるのはあきらめを誘うのと、部員同士の情報交換を阻止するためです。心当たりがあると心を割った話し合いをしなくなります。部下はそれぞれ面談の回数は同じでも長さが違います。話の内容も一方は形式で一方は〝強制〟です。同意を得られなかったら「人数に達しなかったらまた話をさせてもらいます」と付け加えて終了します。

その結果全員の〝協力〟を得ることができました。課長たちは申し訳ないという思いでいっぱいです。

「マニュアル」は通し番号がついていてコピー禁止で返却を要請されました。

一年後、今度は課長たちが〝肩たたき〟をされる側になりました。

さすが課長たちには「○○課長に非があるわけではありません」などとは言いません。業績評価が低いなどという理由も加わりました。

ユニオンに加入して団交が開催されました。団交は荒れました。「会社に代わって部員の首を切ることまでさせて、それが終わったら自分たちが首ですか」「自分が面倒見た部員に退職をお願いするのにどれだけ頭を下げたかわかりますか。一人ひとりに申し訳ないと謝ったんですよ」「大きな混乱もなく部員の希望退職を完了させたことは業績じゃないんですか」「まだその心の痛みは消えていないんですよ」。会社は説明できません。

会社は役職と職務を奪いました。課長たちは本社の玄関に座り込みをしました。

結局、会社は課長たちに謝罪をし、慰労を含めた退職条件を提示してきました。課長たちは、「人の首を切ると、いつか自分たちにもそのつけがまわってくるという運命だよね。命令に従うんじゃなかった」「自分たちだけ残ったら辞めさせた部下に申し訳ない」と言い合いながら退職に合意をしていきました。

実は、一人は「マニュアル」をコピーして持っていました。会社の理由説明と対応は「マニュアル」どおりでした。

間接的退職勧奨――何が起きているか理解できない

【例四】二〇〇八年末頃から、ある日突然業務を取り上げられて無期限の自宅待機命令を通告されるという相談があります。期間は一カ月間でも退職を了承するまで何度も更新されます。〝ロックアウト型退職勧奨〟と呼ばれていますが、実際のロックアウトとは違って賃金は保証され、期限は退職の意思表示をするまでという間接的退職勧奨です。

広告会社の総務部課長は、金曜日の夕方、人事部長から呼び出しを受けました。部屋に行くとその場で自宅待機処分の辞令を渡されました。何が起きているのか理解できませんが、それでも理由を尋ねました。すると他の部からクレームが来ている、他の社員が不満を募らせていて我慢できないと言っている、管理能力がないなどなど一五項目をあげられました。労働者にとって、突然自己が否定されました。

さらにこのまま会社のキーと社員証を返還して退社するように命令されました。

机に戻って荷物を整理したいというと、すでに他の人事部員が鞄を持って来ていました。


翌日から自宅にいましたが、わけが分かりません。

数日後、ユニオンに相談にきました。処分理由を説明させる団体交渉を要求して開催しました。

会社は一五項目の理由について一つひとつ時間をかけて説明しました。

ユニオンは、クレームが発生したらその都度すぐに本人を含めて指摘・改善したほうがお互いのためになり、特に業績を追求する会社にとっては早急な手立てやリスク回避ができる、そう進めるのが人事部・上司の責務、それをしないのはリスク管理放棄、怠慢と反論しました。

会社は予想外だったようです。「これまでずっと我慢していた」を繰り返しました。

具体的項目に対して反論しました。すると「そのような自覚しかないことが問題なんだ」と人格否定をしてきます。しかし次第にいいがかりということが明らかになっていきます。すると会社はまだあると言って処分理由項目を追加してきました。

理由はいくらでも後から作られるのです。業績評価が良いと行動評価が低いと説明され、その逆だったりします。

交渉が長引いている間、賃金は満額支払われます。

課長は人格が破壊され、反撃する気力も奪われていきます。会社に対して恐怖感を抱くようになっていたので戻る意思もありません。しかし自分から退職届を提出する気にはなりません。それをしたら完全敗北です。

しばらくすると、会社は退職して欲しいと要請し、条件提示をしてきました。要請を受け入れて合意退職することにしました。しかし退職に際して、残っている同僚や部下に挨拶をしたいと要請すると拒否されました。

自宅待機処分は理由が存在するなら賃金が支払われて違法にはなりません。

しかし仕事を与えないで放置し、賃金を支払い続けるということは会社のリスク管理ができていないということです。

ではなぜ会社はこのようなことをするのでしょうか。

会社は早期退職者募集が失敗すると実質的指名解雇をしてきました。しかし社内の労働組合がきちんと対応しない場合、労働者は社外の個人加盟の労働組合・ユニオンに相談、加入して団体交渉で解決することが増えました。その場合の解決はさまざまですが、合意退職に至っても、前に提案した条件を上回ります。会社は余計な手間暇と解決に要する金額が増えます。経営陣はこのことを教訓化すると、違法でない攻撃をかけてきました。

しばらくして課長に、別の部署の社員から話をしたいという電話がかかってきました。

会うと社員は自宅待機命令が出されていて出社していないと言います。

「課長もそうだったのではなかったですか」

「そう」

社員は改めて怒りがわいてきました。

「徹底抗戦する」

団体交渉を開催すると、会社は「能力がない」を連発しました。

「能力がない社員をどうして四年も雇用していたのですか。もっと早くに解雇すればよかったじゃないですか」

「かわいそうだから我慢していた」

「だったらもっと我慢してください」

社員に経済的不利益は生じていません。前の案件より長期化しました。

しばらくすると、会社は退職して欲しいと懇願し、合意退職に至りました。

しばらく休養した後、求職活動を始めました。

ある会社に行って履歴書を渡すと、面接担当者が「○○会社出身の方が少し前に入社しています」と教えてくれました。「どなたですか」と聞くと人事部長でした。

残っている社員に問い合わせると、人事部長は二人の社員に抵抗され、出費も予定をかなり超えたという理由で解雇されたといううわさが流れていると教えてもらいました。

二人とも職場で同僚と築いた人間関係を、あいさつもなく去ることで壊されたことになったことが一番悔しいと話していました。

労働者を危険にさらしても会社は平気

【例五】社員五〇名の教材販売会社の課長は、出向していた社員が戻ると勤務態度が悪いという理由で退職勧奨を受けました。実際は余剰人員が発生したことは明らかなので理由はこじつけです。拒否すると一日中誰も出入りをしない部屋に一人〝隔離〟され、業務を取り上げられました。机の上にはパソコンも電話もありません。

朝「おはようございます」と挨拶すると「うるさいから挨拶するな」と言われ、ロッカーで入り口から隔離部屋への単独の通路が作られ、一人分だけのタイムレコーダーが置かれました。

課長は意地でも退職勧奨はしないと決意します。経営・人事関係の本を持参し、一日中学習と読書をして過ごす状況が半年続きました。業務を遂行しないとスキルが低下する、社会状況についていけなくなるという自覚があったからです。これまで勉強しようと思いながらできなかった分野にも挑戦しました。

団体交渉を開催すると退職勧奨理由はコミュニケーション能力不足、職務遂行能力不足、他の課員が嫌がっている等の説明をしました。これらのことは突然起きることではありません。こじつけは明らかです。

ユニオンは〝使用者の安全配慮義務〟を問題にしました。過重労働ならぬ「過軽」労働による精神疾患の罹患も労災認定になった事例（ファンケル事件）をあげて危険性を訴えて回避を要求しました。しかし会社は聞き入れません。一度決定したことを覆すことは会社の沽券《こけん》に関わり、他の社員に示しがつかないという態度です。もう一つ、役員会で退職勧奨の方針を提案して了承された担当役員の責任が問われます。

労働者が一人で孤立させられて長く闘い続けることはかなりのエネルギーを消費します。労働者は会社に勝つだけでなく、まず自分に勝ち続けなければなりません。ユニオンは奨励しません。

会社が労働者の労働の期待を拒否する行為は、存在の否定です。「孤独感は人間が一番恐怖を感じること」と言われます。ストレスを生み出すだけでなく、自己確認が不可能になり、〝自明性の喪失〟から〝被害念慮〟、〝被害妄想〟と体調を崩していく危険に曝されます。

なぜ、半年もこのような状況に耐えられたのでしょうか。

社内で他の社員との接触が遮断されましたが、社外では数人の社員と接触していました。他の社員は、同じ攻撃が自分にも降りかかる危険性があると受け止めていたのです。課長は社員を代表して頑張っていると受け止めて激励を続けました。

また、ゆとりができた時間はボランティア活動と趣味に費やし、そこで新しい人間関係を作り出しました。

最終的に親会社の指導が入り、担当役員が責任をとって退陣すると会社は職種変更での雇用継続を提案してきました。しかし会社からの謝罪はありません。課長の不信感は払拭されません。お互いにしこりが残りました。会社が負けた争議です。しかし労働者にとっても負けなかったのですが勝ったとは言えません。最初に丁寧に状況を説明して退職を要請すれば事態は違う展開を迎えることができたと思われます。

経営者は自己保身

【例六】外資系金融関係の営業部長は、役員会の決定ということで突然異動を言い渡されました。管理部門をスリム化する方針が決定されたということです。決定はさておき、なぜ自分が異動させられるのか納得できません。業績ということでは自信がありました。

異動先は、ダイレクトメールなどの発送作業を請け負っている子会社の管理です。そこにはこれまで親会社から社員が異動になったことはありません。

団体交渉で異動理由を質問しました。会社はスリム化によるもので他意はない、子会社の管理も経費削減に向けては重要な課題だと説明しました。「使用者の適正配置義務」を要求すると、会社は「労働に貴賎はない」と反論しました。部長は納得いかないまま異動を了承しました。会社は辞めると言わせたい策略でしたが、その手には乗らないという意地です。

ユニオンは「会社の都合で異動させるのだから降給はないですね」と先手を打ちました。会社は異動を了解されると思っていなかったので賃金については検討していません。「だって重要な課題を負った職務に着くんですよ」。やれるものならやってみろという言葉に出さない恫喝です。会社は賃金変更をしないことを了承しました。合意のない大幅な降給は、訴訟を提起されたら会社は負ける危険性があります。

子会社に出社しても業務がありません。ベテランがちゃんと回しています。親会社の人間はうっとおしいだけです。手伝おうとすると「休んでいてください」と断られます。

団体交渉で子会社は問題がないので部長はやることがないと現状を報告しました。会社は、出勤日を週四日とし、さらに遠距離通勤だからと出勤日の労働時間を短縮しました。有給休暇の消化も推奨します。その結果、何と賃金を時給計算すると一万一〇〇〇円になりました。かなりの期間、この状態が続きました。これがスリム化の結果です。

会社は高額の条件での合意退職を提案してきました。部長は、今後も自分の能力が発揮できる機会は保障されないだろうという判断で退職に同意しました。

後からわかったのですが、管理部門のスリム化は企業合併を進めるうえでの相手方からの条件提示でした。役員たちは、自分たちだけは残れるようなスリム化案を練ったのでした。

「追い出し部屋」がやっと問題化

この間、「追い出し部屋」「隔離部屋」が報道等で問題になっています。

追い出し部屋が作られたのは、一九九九年三月のブリジストン本社社長室での社員の割腹自殺事件以降です。ずっと存続していましたが、どこに相談しても相手にされませんでした。

【例七】電機メーカの社員が相談にきました。

まともな仕事が与えられずに部屋に閉じ込められているが、ちゃんとしたところで自分の能力を発揮したいという希望を持っています。同じような社員が大勢いると言います。

団体交渉を開催すると、会社はきちんと業務指示を出していると回答しました。業務指示はパソコンを使って与えられたテーマについて調査をしてレポートにまとめることです。しかし提出したレポートについて説明を求められたことも、活用されたという報告を聞いたこともありません。口実でしかありません。

その後、社員は大勢の部屋から一人だけの部屋に異動させられました。業務指示内容は同じです。外部の労働組合・ユニオンに相談するような社員は更なる隔離です。

飼い殺しではないかと追及すると、ちゃんとした仕事に就きたければ、会社のイントラネットの社内求人制度から求人している部署・部門を探して応募するようにとの回答がきました。しかし、追い出し部屋は会社の政策です。そこに所属させられている社員を採用することはまずありません。

応募したが駄目だったと回答すると「あなたの能力を発揮できる部署は社内にないということですね」と〝自覚を促す〟ような回答をしてきました。

このような話を他の労働者にすると、「仕事をしないで賃金がもらえるなんて羨ましい」「俺もなりたい」などと言い出したりします。しかし労働者が仕事を取りあげられるということは本当にきついことです。精神的には存在、人格を否定されたということです。

しかし労働者は声をあげませんでした。追い出し部屋に押し込められていても高賃金と雇用は保証されていたからです。間接的退職勧奨だと捉えても、同じくらいの賃金を保証する会社に再就職することは困難だと知っています。企業が経営不振に陥り、抱えるだけの余力がなくなると真っ先に退職勧奨が始まり、問題が社会的に明らかにされました。

追い出し部屋について国労組合員と話をしたら、「元祖は国労組合員の人活センターだ」と言われました。国労や支援団体が人権問題だと訴えても政府や国鉄は「違法ではない」と主張しました。人権無視の法律を制定し、生活権を守りません。人活センターを廃止させたのは国労組合員の不屈の闘いです。

国労の闘いを最大のナショナルセンターは支援しませんでした。「労働者の痛みを感じない労働組合」の感性は今もそのままです。連合会長は「追い出し部屋」が明らかになった後、調査をしましたが「違法とは言えるものはなかった」と報告しています。

"出向"先が退職を誘導

第二次オイルショック後、解雇を回避するために異業種への異動や関連会社への出向が行われるようになりました。建前は定められた期間が過ぎたら戻るという前提です。不利益変更を防止するため賃金は下がりません。

しかし解雇を回避するための手法が、昨今は解雇を誘導するためのものになっています。

大手企業は共同出資で就職斡旋会社を設立しています。会社は、労働者を退職に誘導させる方法として業務命令で職業斡旋会社に〝出向〟させ、再就職のセミナーを受講させて就職先を斡旋するという手法です。本来の出向の目的から外れますが、就業規則に出向規定が盛り込まれていると違法ではないという解釈が成立してしまいます。

三カ月コースや半年コースがありますが、そこで再就職、つまりは自動的失職＝退職に至ったら会社としては目的を達したことになります。六カ月間の賃銀支払義務が発生しても、乱暴な解雇をしてトラブルになってユニオンとの交渉でそれを上回る解決金を支払うことになったり、訴訟に至って弁護士への着手金を支払うよりは安くつくという教訓を活かした算段です。そこの指導員の話術は凄いです。ほぼ全員を騙します。再就職はこれまでの会社を退職するということです。斡旋会社は再就職させたら任務終了です。

就職斡旋会社の社員の話を聞く機会がありました。希望者が一〇〇％満足するような会社を見つけて斡旋したら二度と顧客として訪れません。満足いかずに二～三年ぐらいで転職を希望するような会社を斡旋するのが「腕」なのだそうです。双方満足したら求職者も求人もなくなります。就職斡旋はビジネスです。

【例八】運輸関係の課長は、上司から「君のキャリア形成のために」と言われて就職斡旋会社に出向を命じられました。

出勤すると午前は挨拶の仕方やコミュニケーションの研修が行われました。午後になると個人面接で適性検査がありました。言葉巧みに今の業務は向いていないようなことをちらつかせます。「こんなことをしてどうするんですか」と質問すると「将来のため」と答えます。

不信に思ってユニオンに相談して初めて騙されていて、退職誘導が目的であることを理解しました。翌日から、指導を受けるたびに、周囲に人がいるなかで「私は業務命令でここにきているだけですので今の会社を辞める気はありませんからね」と繰り返しました。最初は「わかりました」という返事でした。そして「こんな方法は私には効果ありません。早くもとの会社に戻れるよう話をつけて下さい」と言い続けました。その間、団体交渉を開催し、〝出向〟の目的を糺しました。

就職斡旋会社は他の者たちへの影響も判断したようです。しばらく経つと「明日からは来なくていいです。会社に戻ってください」と通告されました。

✣理不尽ないじめ

被害者と加害者が混在

労働者が分断管理され、しかもノルマや長時間労働などの劣悪な労働条件が強制される中で〝ゆとり〟が失われています。人間関係が破壊され、一緒に仕事をしていてもコミュニケーションをとるのが難しくなり、情報伝達に〝ゆがみ〟が生じて誤った処理が行われたりしていきます。同僚同士だけでなく部下と上司、非正規労働者と正規労働者などを含めて業務上のトラブルが発生し、小さなトラブルでも大きく爆発してしまうことがあります。労働者同士の感情交流の機会が減少するとストレスが蓄積されていきます。そうするとモラルが低下し、感情のすれ違いが生じ、お互いに傷つけやすい状況になっていきます。

一方、仲間意識が失われているなかでは周囲の同僚がいじめられていても知らんふりをし、リスクを負うことを拒否して〝ライバルの敗走〟と眺めている悲惨な状況があります。

会社が作り出した分断政策のもとで、労働者は協力し合った総合力を発揮できず、業績は向上しません。

しかし経営陣や管理職はそのことを承知しながら、自己保身の労務管理政策を進めています。発生するトラブルのなかに被害者と加害者が混在しています。

かつてはトラブルが発生した時（しかけた時）、周囲に相談役、調停役、〝慰め役〟がいました。出世コースから外れた、そのような役割を自覚している年功の労働者は労働者の機微を知りつくし、タイムリーに対応していました。会社からも周囲からも一目置かれ第二人事部長などと呼ばれていました。

しかし九〇年代からの人件費・人員削減を目的にしたリストラは中高年を対象にすると同時に新規採用を中止しました。その後遺症が後に到来しています。直属の上司から管理スキルが伝授されていない、経験が乏しい中間管理職が登場していきます。しかも業務に新たに非正規雇用労働者の管理が含まれるようになりました。業務内容・量ともにゆとりがまったくありません。

また職場にある世代が不在というういびつな状況が生まれています。

「相談する同僚・仲間がいません」と言って相談に来る労働者が増えています。

グループからの排除――吸収された側の社員は

【例九】労働者は、自分の業務が低いレベルでしか期待されていない時、自己評価と上司の評価の落差が大きい時、ストレスだけでなく混乱に陥ります。そして会社への不信感を増大させます。

人材派遣会社の企画部長は、地方の支店勤務を経て本社勤務になりました。他の職種も経験しましたが常に高い評価を受けてきました。

企画部はいくつかに分かれていてグループごとに部長がいます。企画部の部長会議では各グループがプレゼンテーションをします。

その部長がプレゼンテーションをすると、担当役員が答えられない内容の質問攻めを続けます。その上で「そんなことも調査しないで進めようとしているのか」と大声を張り上げます。しばらくすると「次の会議までに練り上げておくように」といって終了させられました。他のグループの課長は簡単な質疑とコメントで終了します。

次の会議でも同じ状況が続きました。対応に差があります。同席している者はみな沈黙です。

以前から懇意にしている社員と話をする機会がありました。

「きびしくやられているようだね。大丈夫か」

「何で知っているの」

「みんな噂しているよ。おれたち拾われた者の宿命よ」

会社は二年前に合併していました。

合併は、表向きは対等だと言っても吸収する側とされる側があります。融和は形だけで新会社は吸収する側のヘゲモニーで「社風」を維持します。吸収された側の社員にとっては新しい会社ではなく、よその会社の労働条件、雰囲気を強制されます。業務進行方法も変えられます。人事の権限は〝当然〟吸収した側が握ります。

一年、二年と過ぎると露骨になっていき、吸収された側の社員は排除の対象になります。会社が合併すると、吸収された側の社員は、一年後に一割、二年後に二割……辞めていくと言われます。法則があるかのようです。

たとえば、東京銀行と三菱銀行が合併して東京三菱銀行が発足しました。東京三菱銀行とＵＦＪ銀行が合併した後の名称は三菱東京ＵＦＪ銀行です。東京の名称が後ろになってしまいました。ここには内部の力関係が表明されています。

ある銀行は、合併後、吸収された側の行員は、若手総合職採用組から退職が始まり、三年後にはほとんどいなくなったと言います。その一方、合併しても双方が自分たちの方が吸収したんだと主張している銀行は内紛が治まりません。

間もなく部長は能力不足という理由で異動させられました。後任は吸収した側出身者です。

吸収させられた側の社員たちで集まりを持ちました。今後も同じことが起こる、会社に貢献をしても報われない可能性も大きいという共通認識を持ちました。仕事への向き合い方を見直し、無理をするのはやめよう、体調を崩して出勤できなくなったら会社の思うつぼだと意思一致しました。自分たちが磨いてきたスキルを否定されても放棄するのではなく新しいスキルで豊富化するのだと捉えよう、その方が応用力を増すと提案されました。さらに全体でまとまろうとしない運営はいつかほころびが生じるか事故が起きる、そこに巻き込まれたり責任転嫁されないように気をつけようと呼びかけられました。

これまで親しく話をしたことがない者同士でも親近感が生まれ、仲間を頼もしく思えるようになりました。今後も定期的に集まりを持って情報を交換することにしました。

そして退職したい仲間が出たらお互い気持ちよく送り出そうと確認しました。

弱音を吐くことは「負け組」ではない

【例一〇】社員五〇人、五カ所の現場をかかえる清掃会社で、高齢の社員Aさんが異動しました。他の社員は異動してきたAさんに対して集団で嫌がらせを行います。社員たちは会社に要求すべきこともしないでかげで愚痴を言ってすませています。その一方、ストレスを社員への憂さ晴らしで解決している状況があります。

Aさんは具体的にされたことを毎日帰宅するとすぐカレンダーに簡単なメモをしておきました。一カ月後、耐えられなくなって元の現場の同僚Bさんに相談しました。Bさんは、いっしょに会社に訴えることを提案しました。見過ごしている現場責任者にも問題がありますが、根本問題は会社にあります。

二人でユニオンに加入して団体交渉を申し入れました。

会社は言われるような事実はないと主張しました。会社からの問い合わせに現場労働者は否定したからです。しかしカレンダーのメモは毎日の出勤体制とも合致して信憑性があります。

二人は会社から嘘を言っていると反論され交渉は平行線でした。会社に〝すき〟を与えないように真面目に業務を遂行しました。

Aさんに対する事情調査がおこなわれると、現場では嫌がらせの対象がそれまで嫌がらせをする中にいた他の社員Cさんに移りました。しばらくするとCさんがAさんにこっそりと「これまではごめんね」と言いながらどうしたらいいか相談してきました。

Cさんもユニオンに加入して団体交渉が開催されました。会社が再度社員たちに問い合わると嫌がらせの事実を認めました。会社も問題があったと認め、改善を約束しました。

ユニオンは、会社に楽しく業務を続けたいので他の社員の不満、要求も聞いてほしいと要請しました。

その結果、労働条件、労働環境についていくつかの改善が行われました。そして定期的に会社が現場を査察するようになりました。社員の不満が減ると嫌がらせもなくなっていきました。

そのうち、ユニオン組合員の真面目な仕事振りと責任感は会社から評価されるようになり、業務上で何らかの変更をする際にはまずユニオンに説明をして了承を取ってから進めるようになりました。今、労働組合は職場のチェック機能を果たしています。

職場のいじめは労働者個人の性格が起こしているのではありません。職場の中に原因があって発生します。

困難に遭遇した時は、一人で抱え込まないで周囲に助けを求める、同僚に弱音を吐くことが必要です。それは決して「負け組」を認めることではありません。同僚も同じ心情にあることがわかったりします。その中から共通認識や信頼関係が生まれてきます。仲間同士さまざまな知恵や工夫も生まれてきます。

よくトラブルに遭遇しても男女で対処方法が違うと言われます。男性は社内でも家庭でも何もなかったように振る舞って自分のプライドを守ります。女性は、給水室やトイレで仲間に打ち明けて助けを求めます。そうするとアドバイスを得られます。助けを求める方がセーフティーネットを探しやすくなります。

見せしめ――どのような不利益が生じましたか

【例一二】食品会社の営業部では毎日グループごとに朝礼が行われます。そこではグループ長から前日の活動状況と業績が発表されます。

社員Dさんに対してグループ長から業績が目標に達していない、このままだと月末はクリアできないと注意がありました。Dさんは「頑張ります」と答えました。しかし決意だけですぐに成果は出ません。実はグループ全体の業績が低迷していました。

グループ長のDさんに対する叱責が連日続くようになりました。聞いている別の社員のEさんは我慢できなくなり「そういう言い方をされても成果は上げられませんよ。もう少し丁寧に指導したほうがいいんじゃないですか」と発言しました。グループ長は「今の発言は上司に対する業務妨害。気をつけろ」と言って睨みかえします。終了後は他の社員も「気分が悪い」と漏らしていました。

翌日グループ長は同じことを繰り返しました。Eさんは「朝から同僚が怒鳴られるのを聞かされては他の者はやる気がおきません。私たちのためにも止めてもらえませんか」と要請しました。グループ長は「昨日も注意した。処分の対象とする」と恫喝してきました。

Eさんは社内の労働組合に相談しました。組合の回答は、個人的問題は取り上げない、個人の業績問題は労働組合マターではないということでした。

Eさんは所属する部の部長に相談しました。部長はグループの責任者はそれぞれのやり方があってしているのだろうという受け止め方でした。

Dさんは「自分が悪い。頑張って駄目だったら辞める」と言い出します。

Eさんは友人から労働問題に詳しい弁護士を紹介してもらいました。

弁護士に相談の電話をかけ、この間の状況を丁寧に説明しました。説明が終わると弁護士は「それで本人はどのような不利益を生じましたか」と質問してきました。「えっ」と答えると絶句してしまいました。電話を切りました。労働者の心情を理解してもらえないと思ったからです。

Eさんはこのようなことに労働者は我慢しなければならないのだろうか、自分の考えは間違いなのだろうかという疑念に駆られ、誰かに判断を仰ごうと思ってユニオンを探して相談にきました。

「何か方法がないでしょうか」

ユニオン・労働組合の出番です。

「ユニオン・労働組合に加入したならば、団体交渉で業績が上がっていない社員に対する逸脱した指導は体調不良に至ることもあるということで、会社に使用者の安全配慮義務違反を主張することができます。グループ全体の雰囲気を悪化させているということで使用者の就業環境整備義務違反を主張して改善要求をすることも出来ます」と説明しました。

DさんとEさんがユニオンに加入し、他の社員たちは協力を了承しました。

団体交渉が開催されました。

DさんとEさんは、自分たちは頑張ろう、会社に貢献しようと思うけれどもグループ長が妨害していると主張しました。

会社の人事部は、グループ長の行為は改善を期待した指導だと説明します。

ユニオンは協力してもらいながら作成した経過資料を示して「このようなことが指導と言えるのか」「どのような改善を期待したのか」と質問しました。会社は、本人がやる気を起こすことだと答えます。しかし社員が追い詰められ、恐怖感を抱くような行為を指導とは言いません。

さらに職場の雰囲気低下はグループ全体の意欲を削ぐことになり、全体の成果も上がらないと指摘しました。そして会社がいい雰囲気を作ったら成果も上がると提案、自分たちは会社のために頑張ると宣言しました。

人事部は他の社員から事情聴取をしました。

数回の団交が開催された後、会社は遺憾の意を表明し、部長とグループ長の転勤を発表しました。グループ長は同期との出世競争で焦っていました。


先程の「どのような不利益を生じたか」でいえば、実際は労働者だけでなく、グループ全体の業績が低迷している状況をみれば会社の不利益は明らかです。

このような視点からも会社は労働者が働きやすい職場環境を作っていく必要があります。

労働者の不利益が可視化しない問題で裁判等に馴染まないと判断した案件については、弁護士からユニオンを紹介されることもあります。


「労働安全衛生法」

労働安全衛生法は、一条で「労働災害の防止のための危害防止基準の確立、責任体制の明確化及び自主的活動の促進のために措置を講ずる等その防止に関する総合的計画的な対策を推進することにより職場における労働者の安全と健康を確保するとともに、快適な職場環境の形成を促進することを目的とする」と謳っています。

三条一項で、「事業者は、単にこの法律で定める労働災害の防止のための最低基準を守るだけでなく、快適な職場環境の実現と労働条件の改善を通じて職場における労働者の安全と健康を確保するようにしなければならない」と責務を課しています。

そして第七章の二　快適な職場環境の形成のための措置は、（事業者の講ずる措置）を謳っています。

第七一条の二「事業者は、事業場における安全衛生の向上を図るため、次の措置を継続的かつ計画的に講ずることにより、快適な職場環境を形成するように努めなければならない。

①作業環境を快適な状態に維持管理するための措置

②労働者の従事する作業について、その方法を改善するための措置

③作業に従事することによる労働者の疲労を回復するための施設又は設備の設置又は整備

④第三号に掲げるもののほか、快適な職場環境を形成するため必要な措置」

使用者は「就業環境整備義務」があり、実情に応じた措置を取らなければなりません。

「安全配慮義務」の判例

使用者の安全配慮義務は判例です。

「雇傭契約は、労働者の労務提供と使用者の報酬支払いをその基本内容とする双務有償契約であるが、通常の場合、労働者は、使用者の指定した場所に配置され、使用者の供給する設備、器具等を用いて労務の提供を行うものであるから、使用者は、右の報酬支払い義務にとどまらず、労働者が労務提供のた

め設置する場所、設備もしくは器具等を使用し又は使用者の指示のもとに労務を提供する過程において、労働者の生命及び身体等を危険から保護するよう配慮すべき義務（以下「安全配慮義務」という）を負っているものと解するのが相当である」（川義事件　最高裁　昭五九・四・一〇判決）。

この判例は現在も生きていて、二〇〇八年三月一日から施行された「労働契約法」に引き継がれました。

「労働契約法」に（労働者の安全への配慮）

使用者の安全配慮義務は、二〇〇八年三月一日から施行された「労働契約法」に引き継がれました。労働契約法は、（労働者の安全への配慮）について、第五条で「使用者は、労働契約に伴い、労働者がその生命、身体等の安全を確保しつつ労働することができるよう、必要な配慮をするものとする」と謳っています。

施行にむけて厚生労働省は二〇〇八年一月二三日、「労働契約法の施行について」を通達しました。

第二　総則（法第一章関係）

五　労働者の安全への配慮（法第五条関係）

(1)　趣旨

ア　通常の場合、労働者は、使用者の指定された場所に配置され、使用者の供給する設備、器具等を用いて労働に従事するものであることから、判例において、労働契約の内容として具体的に定めずとも、労働契約に伴い信義則上当然に、使用者は、労働者を危険から保護するよう配慮すべき安全配慮義務を負っているものとされているが、これは、民法等の規定からは明らかになっていないところである。

このため、法第五条において、使用者は当然に安全配慮義務を負うことを規定したものであること。

イ　これについては、次の裁判例が参考となること（別添　略）。

○　陸上自衛隊事件（最高裁昭和五〇年二月二五日第三小法廷判決。最高裁判所民事判例集二九巻二号一四三頁）

○　川義事件（最高裁昭和五九年四月一〇日第三小法廷判決。最高裁判所民事判例集三八巻六号五五七頁）

(2)　内容

ア　法第五条は、使用者は、労働契約に基づいてその本来の債務として賃金支払義務を負うほか、労働契約に特段の根拠規定がなくても、労働契約上の付随的義務として当然に、使用者は安全配慮義務を負うことを規定したものであること。

イ　法第五条の「労働契約に伴い」は、労働契約に特段の根拠規定がなくとも、労働契約上の付随的義務として当然に、使用者は安全配慮義務を負うことを明らかにしたものであること。

ウ　法第五条の「生命、身体等の安全」には、心身の健康も含まれるものであること。

エ　法五条の「必要な配慮」とは、一律に定まるものではなく、使用者に特定の措置を求めるものではないが、労働者の職種、労務内容、労務提供場所等の具体的な状況に応じて、必要な配慮をすることが求められるものであること。

なお、労働安全衛生法（昭和四七年法律第五七号）をはじめとする労働安全衛生関係法令においては、事業主の講ずべき具体的な措置が規定されているところであり、これらは当然に遵守されなければならないものであること。


労働安全衛生法、労働契約法に懲罰規定がない、罰則が小さいからと言って使用者が問題にしないことを容認したままでは職場改善はできません。ユニオンの団体交渉は使用者の安全配慮義務違反、使用者の就業環境整備義務違反の主張で「雰囲気」も交渉課題にできます。

自己評価と上司の評価の落差が大きなストレスになる

労働者の「職能」における「成果」は、日々研鑽を積んで発揮されます。

逆に労働者の「能力」は一朝一夕にして落ちることはありません。つまり「成果」は短期間で下がることはありません。評価が下がるのは、①業務が変更になった、②職場環境が変化した、③評価制度が変更になった、④評価者が「成果」を人為的に「評価」した、⑤労働者が体調を崩した、またはサボタージュをした場合です。
①から④は労働者の責任ではありません。その前に会社が果たさなければならない責任がありまず。労働者は、騙されないよう気をつけなければなりません。自分自身にもっと自信を持つ必要があります。

評価制度が悪用されている相談があります。

「評価規定」が公表されていない会社があります。

目標設定が一方的だったり、期の途中で目標管理や支援、助言などがまったくないということが多くあります。そうすると評価面談に際して、会社の評価基準である「何をしなければならなかったのか」と、社員の貢献度の認識である「何をしたのか」とに認識の違いが生じます。

評価も一方的だったりします。営業では高い数字が目標ではなくノルマの場合もあり、結果だけ追求されます。評価結果をフィードバックしない会社もあります。フィードバックをしないということは、次期の目標設定もはっきりしません。つまり会社の期待も知らされないということです。

「評価規定」が公表されなかったり、不透明な評価によるトラブル、一方的な評価で降格・降給、異業種への異動、さらに間接的退職勧奨の手段として利用される場合もあります。「お前の給料を下げるために低い評価をした」と公言した会社もありました。

「業績」と労働時間は正比例しません。しかしノルマをクリアするために長時間労働を「自主的」に行い、心身ともに疲弊している場合が多くあります。ノルマと時間とストレスは正比例します。

成果主義は労働者の職場秩序、団結を破壊した

成果主義賃金制度が導入されると賃金決定は労働組合の集団交渉から、評価をめぐっての個人交渉に移行していきました。労働組合の位置はさらに低下しました。

評価制度は曲者です。職場で「仲間」との人間関係を壊しました。分断支配の中で総合力は発揮されません。総生産性ではデッドロックに乗り上げました。これが成果主義賃金制度を最初に導入した富士通の教訓です。しかし会社は生産性を高めようとがむしゃらに尻を叩きます。

成果主義賃金制度だから会社の人件費枠の制限がないということではありません。全体の「パイ」を小さくするための制度です。誰かの賃金が上がる分、誰かが下がる「パイ」の奪い合いは続きます。労働者は常に「評価」が下げられるという不安の中で挑戦はエンドレスになっています。周囲はみな「敵」。先輩でも後輩に仕事を教えない、指導しない、見てみぬ振りをします。社員たちは「礼儀とか社会通念、常識、モラルなんて評価の対象にならないし、そんなキレイごとを口にしている暇などなく、オレ自身が生き残ることで精一杯」の状況で仕事をしています。

弱音を吐けない、ため息をつけない、愚痴をいえない、仕事上で知らないことや不明なことがあっても質問できない雰囲気が蔓延しています。上司に質問して「そんなことも知らないのか」と思われたら評価が下がると受け取ってしまいます。「マニュアル」を自己解釈し、問題を発生させています。

労働者の職場秩序、団結を破壊しました。「勝ち組」でも「負け組」でも孤立を余儀なくされています。

評価の乱用——コンサルタント会社に一〇〇万円払って立派な評価制度を作った

【例一二】中小企業の医療機器メーカー製造部門のリーダーは、突然人事から評価面談を行うと呼び出され、個人の業績と評価結果、そして次期の降給を告げられました。

その社員は転職入社で以前の会社は成果主義賃金制度でした。前期の成果について評価面談をして翌年度の年俸を合意決定すると捉えていました。しかしそうではありません。

降給に納得できませんと告げてユニオンに相談に来ました。


社長が出席した団体交渉でユニオンは降給の理由を質問しました。社長は成果が低かったと回答しました。

会社の評価制度について質問しました。すると社長は「うちはコンサルタント会社に一〇〇万円払って立派な評価制度を作ってもらった。その通り運用しているから問題はない」とうそぶき、評価制度の分厚いファイルを自慢げに示しました。

「このなかのどこで一方的に評価していいと説明していますか」と質問すると「評価は会社の人事権」と回答します。

「成果主義賃金制度では賃金決定は合意が必要です。しかしリーダーはしていない、だから降給はできません」と主張すると「成果が悪くてもか」と反論します。

「そう。制度は手続きとプロセスが重要です」と答えると「それじゃあ会社は損をするじゃないか」と言い出します。

「制度の運用は、会社はそのようなリスクを負います。そのことを承知で会社は導入したはずです」と主張すると「コンサルタントは人件費の削減になる制度だと言っていた」ともらしました。

コンサルタントの売り込みに乗せられたのです。コンサルタントは労働者をだまして降給させる手法の売り込みをするに際してまず会社をだましたのです。分厚いファイルは読まれると思っていません。「何かあったら電話をください」で済ませています。同席した人事担当者も同じで、使用者が好きなようにできると書いてあると思い込んでいたようです。

ユニオンはファイルを読みあげながらホワイトボードで制度のレクチャーをする羽目になりました。会社は反論できず、その結果、社員の降給は止めることができました。

日本の労働者は「職務」ではなく「職務遂行能力（職能）」での業務を遂行してきました。「職能」を分析・評価するのは至難の業です。「職能」は「業績」にストレートに結びつかないし、「業績」と「成果」は違います。日本の職場に「評価」は馴染みません。

アメリカでは一九八〇年代から、産業構造の変化に対して一人ひとりの労働者に新たな能力開発を強いて「成果主義賃金制度（Beyond Pay for Performance）」を導入しました。

九五年、富士通が日本で最初に成果主義賃金制度を導入。目的は人件費の削減と労働者のモチベーションの向上と言われました。

その後、本来の制度については理解されないまま「みんなで渡れば怖くない」方式で〇三年頃から多くの企業で導入されていきます。「成果主義賃金制度」は賃金が成果に基づいて支払われると説明されますが、「成果」の定義自体がまちまちです。

「総合評価」は、「業績」がよくても評価者が別の設定目標、例えば「行動評価」が悪かったという理由で下げることができる都合のいい評価方法です。行動評価を低くする理由としてコミュニケーション不足があげられることが多くあります。「部のノルマをお前が足を引っ張っている」と指導やサポートでなく〝いじめ〟も起きています。

評価にはルールがある

労働基準法第一五条は、「使用者は、労働契約の締結に際し、労働者に対して賃金、労働時間、その他の労働条件を明示しなければならない」と労働条件の明示を規定しています。

目標設定、フィードバック、評価面談、結果通知等の実施は労使双方の義務です。評価結果の合意が昇給・降給という雇用契約内容の変更に至るからです。そして「評価規定」は、目標設定・遂行において労使が共通感覚、共通認識を持つために必要な機会を保証しています。その運用に際してはお互いのコミュニケーションが必須となります。

つまり「評価規定」は就業規則の一部です。

労働基準法第九〇条は、「使用者は、就業規則の作成又は変更について、当該事業場に、労働者の過半数で組織する労働組合がある場合においてはその労働組合、労働者の過半数で組織する労働組合がない場合においては労働者の過半数を代表するものの意見を聴かなければならない」と手順を規定しています。導入や変更には労働組合や従業員代表の同意を添えて労働基準監督署への届け出が義務付けられています。

団体交渉ではこの手続きについても追及しました。会社は、すでに乱暴、違法な手段で他の社員数名に対しては降給を承諾させていたようです。会社はやり直しをしました。

企業内組合の中に、評価の問題は個人の問題だから取り組まないと宣言しているところもあります。しかし具体的評価内容は個人的問題でも、評価規定の運用は労働条件の問題であり労働組合が介入する必要がありま問題です。「個人的問題」は取り組まないための口実です。

金のことを考えているときは他人のことを考えていない

評価制度、成果主義賃金制度は金銭で労働者を操ります。金銭は弊害をもたらします。労働問題からは離れますが、お金を払うという行為は、お互いの役に立ちたいという気持ちを減少させるという具体例です。

「(アメリカ・ネバダ州で) 託児施設に子供を迎えに行くのが遅れても罰金がないときは、親が遅れることはほとんどない。しかし遅刻に対する罰金をもうけると、遅れたら金がかかるようになったにもかかわらず、親たちは前よりも時間通りに来るわけではなかった。それどころか遅刻が増えたのだ。そして罰金制度を廃止しても、元のように遅刻がない状態には戻らずに、親たちは時間通りに来ようとしないままだった。人間関係としてはじまったものが、一度金を持ち込んだために、元には戻らなくなってしまったのだ……。

金によって人は人間関係を配慮しなくなり、一人でも大丈夫だと思うことによって、協力関係や相互の支援体制を築く気がなくなる……。

他人を気遣っているとき人は金についてそれほど考えていないし、金のことを考えているときは他人のことを考えていない」（マーガレット・ヘファーナン著『見て見ぬふりをする社会』（河出書房新社刊）。


評価制度が普及すると「利益」で競争する（させられている）労働者群を登場させました。利益紛争、賃金闘争も難しくなりました。

そのような中で、かつて査定による労働者の分断に反対した労働組合がありました。


「一九七七年頃、近畿日本ツーリストの労働組合は、良好な個人成績を挙げた社員を表彰する制度の導入に数年に渡り反対し続けました。旅行契約をどれだけ取ってきたかは、外交販売員だけの成果ではない、表彰するなら、その契約に協力した全員、少なくとも支店単位で行えと主張しました（『躍進　近畿日本ツーリスト労働組合二〇年史』）」（熊沢誠著『格差社会ニッポンで働くということ』から孫引き）。

見せしめに草むしり

【例一三】地方の機械メーカーの営業部長は、部下の長時間労働が心配になり、社長に人員増をお願いしました。すると社長は「おまえに管理能力がないからだ」と反論し、「営業部長はオレが兼務するので営業部から離れてもらう」と通告してきました。次の業務は、工場内外の草取りと清掃です。工場の労働者は不審に思っても話しかけてきません。

部長は労働局に電話で相談しました。電話に出た相談員は「人事権を持っているのは会社ですからね。従わないと処分されますよ。何か不都合なことでも起きていますか」と回答しました。

ユニオンに納得できないという電話相談がありました。

「我慢しなければならないのでしょうか。何とかなる方法はないのでしょうか」

「会社のやり方は明らかにおかしいです。我慢して泣き寝入りをする必要はありません」

近くに紹介できるユニオンがありません。

トナミ運輸の裁判を紹介しました。

トナミ運輸では、ヤミカルテルを公正取引委員会などに内部告発した労働者を「教育研修所」に異動させました。狭い個室に一人で隔離し、草むしりなどをさせました。その後、隔離はなくなりましたが約三〇年間、昇格はありませんでした。この事件の裁判判決は大きく取り上げられて有名になり、会社はイメージダウンになりました。

そして　厚労省の「職場のパワハラに関する実態調査報告書」の「精神的な攻撃」の「過小な要求」の具体的例に「草むしり（男性、五〇歳以上）」があげられていることを教示し、もう一度労働局に行って資料を示して相談するようアドバイスしました。それでも駄目なら弁護士に相談することをすすめました。そしてそれでもだめなら東京から出かけるので連絡をくださいと伝えました。

見せしめに草むしりをさせるようなことが、実際にまだ存在しています。

適正配置義務を欠いた使用者による労働者の職能の否定、人格否定・「プライドを傷つける」などの行為は、労働者に「心の傷」の後遺症を残し、問題の解決を困難にします。

自尊心を傷つけることは恨みを遺す

労働相談で土下座が〝流行って〟います。

職場のチーム業績が芳しくなかったとき、足を引っ張った者がいたと言って一人を攻撃しはじめたという話を聞きました。そして上司や他のチームが見ている前で正座して謝罪させました。誰も止める者はいませんでした。自分たちのチームはこれほど厳しくやっているということを示すためでもあります。

昔はよかったとは言いませんが、「足を引っ張る」者が出たらみんなでカバーし合って底上げをしました。そしてチームとして達成できた時は喜びあいました。

「やられたらやり返す」「倍がえし」が流行語になっています。ドラマでは土下座のシーンがありましたが、観ていて気持ちのいいものではありませんでした。心から詫びさせるということは自尊心を傷つけることではありません。恨みを遺します。

土下座をする労働者がいたら、周囲の者は指示する者に抗議して止めさせなければなりません。労働者の尊厳を正面に掲げて対決することが必要です。

使用者は労働契約上の義務を負っている

労働者には得手・不得手があります。得意分野、専門分野の業務を遂行する時、会社に高い貢献ができます。会社は労働者により高い成果を発揮できる条件を提示して期待します。相互の期待が合致した時により高い成果が達成されます。会社がそれを実行しないことはリスク管理を放棄しているということです。もったいないことです。

労働者の賃金・雇用条件が評価によって決定されるというなら、労働者にとっては自分の能力を充分に発揮できる環境、条件で働くことを要求する権利が発生してきます。労働基準法第二条一項の「労働条件対等決定の原則」です。

使用者は人事評価の権利（裁量権）がありますが、同時に労働契約上の義務があります。労働者には職業的能力を適正に評価される権利があります。会社は、客観的評価基準に基づき、適正な評価を行い、評価結果とその理由を労働者に開示、説明する義務があります。職業的能力の適正評価義務です。会社は職業的能力の形成・維持・発現に関する利益を尊重しなければなりません。職業的能力の尊重配慮義務です。その場合に、企業内外における教育訓練機会の付与と参加への配慮を行わなければなりません。職能開発協力義務です。

職業的能力を尊重・配慮した職務配置やキャリア形成にあわせて適性配置をしなければなりませ

ん。適正配置義務（適正配置義務については後述）です。労働者は適正配置が行われて、いい成果を上げることができます。会社は勝手に本人のキャリアが外れるところに配転することはできません。この場合、労働者は拒否を基本に抵抗する必要があります。

成果主義賃金制度では、異動、配置転換に際して労働者はこういう仕事をしたいという職業的能力発現への配慮として就労請求権が尊重されなければなりません。そうしないと低い評価となり、降給になってしまいます。

使用者には適正配置義務がある

会社には、労働者の職業的能力を尊重・配慮した職務配置やキャリア形成にあわせた「適正配置義務」があります。異業種への配置転換や出向命令は、業務上の必要性と本人の同意、そして経過処置期間が必要です。

現在の裁判所の判断基準は、会社が通常の業務指示、人事権行使に対して、

① 業務指示に、業務上の必要性がないことを強制される。例えば、不平等な業務量、仕事を干す、草むしり。

② 業務命令が、到底納得することができない意図的なものである。例えば、異業種への配転、降格、降給が伴なうもの。

③ 業務命令が、著しい不利益を伴なう。例えば、遠隔地配置、役職剥奪。が行われた場合、不当性があると捉えられています。

❖誰もが〝いじめ〟の対象

外資系企業――外資系企業の無責任さ

リストラは産業構造の変化やそれに伴う企業再編のなかで進められました。一九九〇年代から製造工場の海外移転が進められ、国内にいる社員は営業担当者に異動させられます。逆にアメリカやEUからアジアや日本に外資企業も進出してきました。

グローバリゼーションが進みます。それまで日本の会社の役員は社員出身者が就任し、株はグループで相互に所有し合っていました。しかし二〇〇〇年代になり、投資ファンドが横行するようになると株主・投資家と経営者の分離が進み、会社は株主のものになっていきました。投資ファンドは「お金を儲けることは悪いことですか」と公言する人物・社会を創りだし、労働者を含めて価値観、道徳観を破壊しました。

二〇〇〇年頃までは、外資企業のアジアの拠点は日本・東京でした。しかし香港やマカオ、シンガポールに移転します。日本はアジアの一支店になっています。経営責任者は本社から三年任期で赴任し、その間の成果がその後を決定します。管理職の自己保身が強烈に働きます。リーマンショックはそれに拍車をかけました。

日本で就労している労働者には日本の労働基準法が適用されます。しかし外資系企業の労使関係は、本国の労働法制を強制されることがしばしばあります。「ハイリスク・ハイリターン」などと言われますが、解雇、退職勧奨が会社都合でちゃんとした理由を示されることなく強行されることがあります。「外資系企業的労使関係化」などと呼ばれます。日本はやりたい放題の〝植民地〟です。

トラブルが発生し、紛争に発展して交渉に至っても日本支社には解決権限がありません。担当者が香港などと相談して了解を得なければなりません。しかし指示する者が日本の労使関係と労働現場の雰囲気を掌握していません。日本の担当者が板ばさみになり、解決が長期化することもあります。その結果の責任は、日本の担当者が負わされます。

そのため支店責任者は紛争が発覚すると自分を守るためにいろんな手段で労働者の人格を傷つけ、自信を喪失させます。そのような職務に慣れていきます。

この構造は、アジアに進出している日本企業と現地労働者の関係と同じです。

しかし外資企業にも弱点があります。経営者は労働紛争を抱えて訴訟を提起されると株主総会に判決予想と賠償額予想の説明責任を負います。株主から追及を受け、経営者責任を問われることもあります。それを回避するためには株主総会前になんとか解決にこぎつけなければなりません。

「解雇四原則」がある

【例一四】海外の本社の商品を販売する日本支社の営業課の社員五人全員に突然解雇が言い渡され

ました。理由は本社の判断で部門を閉鎖することになったということです。社員は課長に状況説明を要求しましたが、らちがあきません。支社長は二カ月雇用を保証するのでそれまでに再就職先を探してほしい、それ以上の条件提示をする権限は自分にはないということでした。

支社には他の部署や工場もあります。しかしそこへの異動は出来ないといいます。外資企業は、社員募集は部署・部門ごとに採用権をもって独自に行っています。支店としては他の部署・部門の人事権に介在する権限を持っていません。人事部・総務部は全体を調整する部署でしかありません。

しかし五人は、支店長に日本で働いている、日本の労働法制・判例には解雇に際して「解雇四原則」がある、説明責任を果たしていないと主張しました。

支店長は何の権限も持たされていません。香港に相談して回答すると言いながら海外勤務でもいいかと打診してきました。

五人は、手続きではなく、会社の対応に誠意がないことが問題だと主張しました。

そして香港ではなく直接本社に自分らの思いとともに、日本の労働法制・判例を説明し、最悪の場合には訴訟を提起するつもりであるが、そうなったら会社は一〇〇%敗訴するだろうという内容の手紙を送りました。

数日後、支店長から、自分の説明が不充分であったと謝罪したうえで、本社の意思として経過に対する説明と新たな、それなりの退職条件が提示されました。五人は、異動先がないということを承知し、提示を受け入れて合意退職に至りました。

会社に事情があったとしても労働者のプライドを傷つけるような対応はトラブルを拡大させるだ

けです。

個人的排斥――上司が使いずらい

【例一五】製造業の専門職の主任は、五〇歳半ばです。職場では最年長ですが仕事が好きでポストや賃金には無頓着でした。周囲から質問されたことは丁寧に教えます。

定期異動できた上司は二世代ぐらい年下で、専門職のような部署ははじめてです。他部署と同様きちんと管理をしようという思いがありました。専門職の職場では、上司より部下の方が知識豊富などということはよくあることです。独特のルールがあります。しかし上司は主任を管理しづらい、部下は自分より主任を頼るということで不満を持つようになりました。

会社は主任に寒さが厳しい地方の工場での専門外の職種に異動を命じました。間接的退職勧奨です。そのうち寒さのため体調を崩し、精神的にも体調不良に陥ってしまいました。

ユニオンは、専門外の業務に強制的に就かせることは職業的能力の適正評価義務、職業的能力の尊重配慮義務から外れるのではないか、会社は利益を生み出せない職種になぜ就かせるのか、もったいないではないかと質問しました。

会社は将来のために現場のいろいろな職種を経験して専門的知識の幅を広げて欲しいからだと答えます。しかし定年まで残されている期間を考えると専門的知識の幅を広げても活かす機会があるかどうかわかりません。

精神的体調不良で休職し、復職可の診断書を提出する段階でユニオンは再度団体交渉を要求しました。異業種への異動が体調を崩す原因になったので「適正配置義務」により元の職場に戻すよう要求しました。もし拒否したら、再度体調が悪化する危険性は大きいが、その時は会社の安全配慮義務違反を追及すると通告しました。同時に上司が使いづらいというのはとりこし苦労で、主任は立場はわきまえる、やりがいがある専門職を続けられたら会社への協力をおしまないと宣言しました。

会社は元の職場に戻すことを決定しました。主任は、職場から歓迎されました。

通信・IT企業──「勝ち組」『負け組』

日本における通信、IT企業は、一九九〇年代は若者の雇用を増大させる成長産業でした。成長は専門分野を発生させ分社化、系列会社を支配しました。

IT産業の開発は思考が柔軟な時が勝負で、若者の方が勝り、年齢を重ねると追いつけません。では年齢を重ねたらどうなるのでしょうか。管理能力を備えている者は経営者、管理職となっていきます。経営能力を備えた者は独立します。九〇年代後半頃から独立して起業する者が増え、会社規模を拡大していきました。そこにたどり着くことができなかった労働者は開発部門からはずれた技術・保全職に異動したり、退職します。このような状況は、IT産業界では「三五歳定年説」と呼ばれています。

IT企業は二〇〇〇年代半ばまで、生き残るための熾烈な競争が繰り返され、淘汰されていきました。大企業の系列や特殊技能を持った企業は「勝ち組」となって生き延びることができましたが、時流に乗っていただけの企業は勝ち抜くことができませんでした。

サバイバルは続いています。

そのようななかで、若くて経営者、管理職に成り上がった者のもとで働く労働者は大変です。経営者が人に使われた経験をほとんど持っていません。（たまたまであろうが）成功した自分のように働くことを強制します。価値観を強制します。「俺は成功した、おまえは根性が足りない、努力が足りない」の姿勢で対応します。

しかし景気の流動と競合を常に認識している中での防衛本能は労働者の使い捨てです。労働法に学校の授業で触れる機会がなかった世代、しかも雇用された経験のない経営者は社会的ルールをまったく知らず、知ろうとしません。その結果、無法地帯が支配します。

ＩＴ業界の顧客は、まさにトヨタが下請け企業に部品納入期限を強制している「ジャストインタイム」を要求します。

そのような中でのシステム管理の労働者は、納期の一方的指定、やり直し、昼夜を問わずシステム故障や問い合せへの対応など、まさに顧客のいいなりで、自分の裁量はほとんどありません。長期出張、他社社員や分野が違う労働者、技能レベルが大きく異なる労働者が集まったプロジェクトは作業チェックが難しくなります。しかも管理監督者、責任者が不明です。業務以外の会話がありません。このような業務遂行を強制される労働者は業界内では「ＩＴ土方」と呼ばれています。

業務が好きで長時間労働を苦にしない労働者が多くいます。しかし機器と会話して情報は得られても、それ以外の肌感覚での社会とのかかわりが薄くなっていきます。

一九八四年、臨床心理学者のクレイド・ブロックは「テクノストレス」という用語を作り出しました。人びとが職場などで新しいテクノロジーに適用する姿を観察して、「事務職員同様、管理職にとっても、テクノストレスをかたちづくっている主な要素は、時間の感覚の歪みである。時間が圧縮・加速化されるにつれて、何日、何時間、何分といった単位の持つ意味が変わっている。人間の力の限界に対する認識がうすれてくるのである」と語っています。増える業務量をどうこなすか。生活時間、睡眠時間を浸食するしかありません。

ＩＴ業界で体調を崩したり、残業代が支払われないということで相談にきた労働者の団体交渉は大変です。経営者は無法地帯を棚に上げて労働者を罵倒し続けて居直ります。議論がかみ合いません。いやなら辞めろ、代わりはいくらでもいるが本音です。

オーナー企業でも同じような状況になることが多くあります。

正義感が否定される

【例一六】社員を一〇〇人抱えるまでに成長した通信会社の役員兼管理部長は、社長と会社を立ち上げてから一緒に頑張ってきました。社長に商才があるのは確かでそれを信頼して支えてきました。

しかし会社の業績が悪化しかけているのに気付いたので社長に改革案を進言しました。すると「誰に意見しているんだ。思い上がるな」と逆鱗に触れて怒鳴られてしまいました。「申し訳ありません」とその場で謝ってもおさまりません。「俺がお前を食わしてやって来たんだぞ」とまで言われました。最後は「明日から出社しなくていい」と言われ、社長はその足で社員が大勢いる部屋に行って「管理部長は今日で退職します」と大声で報告しました。

部長は献身的に働き続け、会社を愛するがゆえに進言しました。しかし社長は経営方針を否定され、プライドを傷つけられたと受け取りました。部長にとっては晴天の霹靂でした。よかれと思って行った行為が否定され、さらにこれまでの努力が一瞬にして全部否定されました。

部長は翌日から出社しません。というより会社が怖くなって「出社拒否症」に陥って家から出ることができませんでした。

しばらくしてユニオンに相談にきました。

権力を持つ者から威力を持って自分が否定されたことによって自分を失い、恐怖心からPTSD（心的外傷後ストレス障害）に至っているようです。

団体交渉で社長は、部長は任務放棄をして勝手に退職したと主張します。同席した役員も同調します。部長の体調はさらに悪化してしまいました。

ユニオンは、社前でハンドマイクとビラまきによる情宣活動を展開しました。

その後の団体交渉で、社長は合意退職を了承しました。退職条件の解決金は、貢献度と療養期間を合わせると大きなものになりました。

実はビラを撒いた後、名乗らない社員からユニオンに電話が何回かかかってきました。部長が出社しなくなった後、恐怖心から社内は凍りついたような雰囲気が生まれたと言います。情宣活動に対してみんな耳を立てて聞いていたということでした。その中でユニオンは社内改革の問題提起をしてくれたことに感謝しているとも言いました。顧客からは問い合わせや、早く解決した方がいいという提案、解決しないなら取引を止めるという通告まで来ているということでした。

その情報でユニオンと部長は勇気をもらいました。社長は追い詰められて〝譲歩〟せざるを得なくなりました。

しかし和解後も部長の体調はなかなか回復しませんでした。

「この窓から飛び降りろ」、「土下座しろ」などの暴言が他の会社では行われています。経営者に人権感覚がありません。労働者とその家族の生活維持を保障するという責任感がありません。会社は、社長の専有物なのです。

長時間労働――「休職して会社に迷惑をかけた」

【例一七】企業のホームページを管理するIT企業の社員の業務は毎日終電近くまで続きました。他の多くの社員も似たようなものでした。しかしタイムカードはなく、鍵カードもありません。出退勤管理は、一カ月四〇時間までの時間外労働に手当を支払うということになっていて一週間ごとに一〇時間時間外労働をしたことにした業務報告を作成して提出します。

このような実態の中で体調を崩し、休職してしまいます。

休職中、会社に迷惑をかけたという思いに駆られ、さらに落ち込んで閉じこもりを続けます。やっと少しずつ外出を始めると、同じような状況らしい者と出会いました。その彼からそう思いこまなくてもいい、ユニオンに相談に行くようにと勧められました。

団体交渉を開始すると会社は残業は規定以上はしていないと主張しました。根拠は業務報告書です。本人のサインがある、毎週嘘を報告していたのかと逆に質問をしてきました。実態は違うじゃないかと主張すると、ではそれを証明しろと言い出します。証明するためのパソコンは社内にあり、携帯は返還しています。会社は別の社員が使用するためすべて消去したと説明します。

団交に出席している管理職も連日遅くまで残っていました。管理職が証人だと主張すると、管理職は業務が終了してもいつまでも残って雑談している社員がいたことは確かだと言いだします。

社内に証拠がなくても社会にありました。顧客は通信のやり取りを残していました。

団交がしばらく続きました。その間に団交に出席していた管理職が出てこなくなっていました。

合意に達し、しばらく経ってからユニオンに管理職から私信の手紙が届きました。

団交で、社員が健康を害してまで頑張ってくれていたにもかかわらず長時間に及ぶ時間外労働はなかったと嘘をついたことに自分自身が苛まれて、体調を崩してしまって休職していたが退職することにした、これは自分の職務放棄がもたらしたことであり、また責任の取り方だというようなことが書いてありました。

会社の無責任な管理体制は、労働者だけでなく管理職の心身を破壊します。

長時間労働の強制は〝いじめ〟ではなく殺人行為

二〇一三年一〇月、厚労省労働基準局は『平成二五年度労働時間等総合実態調査結果』を発表しました。

時間外労働および休日労働の実態、割増賃金率の状況、裁量労働制の実態調査を把握することを目的にしたといいます。前回は二〇〇五年に行いました。

調査対象事業場は都道府県労働局が無作為に選定しました。データ提出は事業場、つまり使用者への調査です。時間外労働の調査では、パート労働者など短時間労働者も平均労働時間を算出する母数に加算されます。（非正規労働者が占める割合は三六・七％）そうすると正規労働者の長時間労働の実態が隠されてしまいます。また裁量労働制労働者は所定労働時間しか働いていない扱いで総労働時間に加算され、平均労働時間を低くさせます。

その結果、一般労働者全体の平均年間時間外労働は三四三・五六時間で、事業規模が大きいほど増えています。

それでは過労死・過労自殺する労働者は異端で勝手なのでしょうか。

具体的には、【例一七】の会社が調査対象になったら、月間時間外労働時間四〇時間の調査資料を提出します。厚労省の調査からは労働時間の実態が見えてきません。しかしＩＬＯからも改善が要請されています。

厚労省は二〇〇三年一〇月二二日付で労基法三六条の運用に関する「通達」（基発第一〇二二〇〇三号）を出しました。

そこに「特定条項付き時間外労働に関する労使協定」があります。「協定」を締結すれば、特別の事情（臨時的なものに限る）が生じた時に限り「限度時間」（例えば一カ月では四五時間）を超えて労働時間を延長できることになります。

しかし実際は特別の事情が通常となり、労働時間は無制限になって運用されています。それが過労死・過労自殺の元凶になっています。

「特定条項付き時間外労働に関する労使協定」の通達は直ちに撤廃される必要があります。

二〇一三年一二月一七日、厚労省は九月一日に全国の労働基準監督署が行った電話相談への情報や若者の「使い捨て」が疑われる企業など計五一一一事業所を重点的に抜き出して実施した過重労働などの監督結果を公表しました。

そこでは「特定条項付き時間外労働に関する労使協定」によって労働時間は無制限になって運用されている実態が明らかになりました。

調査においては、使用者を対象にするか、労働者からの情報かでまったく違います。

労働者の側にも低賃金などのため時間外労働に依存しなければならない事情もあります。そのような問題と合わせて長時間労働の解消に向けた取り組みを早急に進める必要があります。

長時間労働の強制は、〝いじめ〟ではなく殺人行為です。

✣人間関係の不在

若者問題——世代間格差の無視

『平成二三年版労働経済の分析』（通称『労働経済白書』）は、時代状況と世代ごとの働き方についてふれています。

今、若者の雇用や若い世代とその他の世代のコミュニケーションの不成立が問題になっていますが、「白書」は次のように述べています。

「バブルが崩壊した時、まだ就職する前だったか、もうすでに仕事に就いていたか、あるいは、それは若手だったのか中堅だったのか、また、高齢期から引退過程にかかっていたのか。職業人生には、それぞれの局面があり、バブルの崩壊後の時代を、どの年齢で迎えたかは、その後の職業生活に払うことのできない重大な痕跡を残した。働く人達は、それぞれの時代状況を背負って生きているのであり、現代の労働問題は世代ごとの問題として立ち現われている」。

それぞれの世代がどのような青年期、成人期を送ったかで社会意識、労働に対する認識が違います。

一九六〇年代後半以前に生まれた世代は、高度成長時代に就職しています。七〇年代前半生まれのいわゆる団塊ジュニア世代はバブル景気・景気崩壊の時に就職しました。就職はまだ困難ではありませんでした。その後の七〇年代後半生まれのいわゆるＰｏｓｔ団塊ジュニア世代は就職が困難でした。背景には、バブル崩壊、九七年の消費税五％への引き上げ、様々な税率の引き上げ、金融機関の相次ぐ破たんなど経済失政状況がありました。経済の失政は特定の世代に大きな〝きず〟を残しました。

その後は長期に景気は少しずつ拡張していきましたが、労働者にとってそれに見合った人件費増・賃金上昇はありませんでした。

学歴別就職者数と大学進学率の推移についてです。

かつて大学教育は一般教養に力点が置かれ、それに応用力と専攻分野の知識を養うことを目標にしていました。しかし九〇年代から、会社で即戦力となるための専門教育を、会社ではなく学校教育に委ねられていきました。労働者は入社するとすぐに業績主義、成果主義に遭遇します。

「大学進学率は、高度経済成長を通じて大きく上昇したが、一九七〇年代後半から八〇年代にかけては横ばいないし減少で推移した。第二次ベビーブーム世代が一八歳にたっする一九八〇年代終わりから一九九〇年代前半以降、大学進学率は再び上昇傾向に入り、一九九〇年の二四・六％から二〇〇〇年には三九・七％となり、二〇一〇年には五〇・九％と過去最高の水準となった」。

七二年から九四年までの二二年間は二〇％台でした。その後増え続け、大学が大衆化していきます。ただし卒業者数は三〇万人台を維持しています。九八年に大学卒業就職者数が高校卒業就職者数を追い越します。

「バブル崩壊以降、厳しい経済環境のもとで、正規雇用の絞り込みが行われ、一九九〇年代の半ばから二〇〇〇年代半ばにかけ、特に若年層の雇用情勢は悪化し、非正規雇用比率は大きく上昇した。若年層の就職環境の厳しさは続いており、新規学卒者の雇用拡大と就職促進は引き続き課題であるが、大学進学率が上昇し、大卒就職者が多数を占める中で社会のニーズとの結びつけにも課題がある」。

会社が即戦力を要求するなかで大学教育の専門化が進み、幅広い応用力を欠如させ、その結果労働者の守備範囲を狭めています。

コミュニケーション不成立状態

世代ごとにみた入職初期の資質について「入職初期のキャリア形成と世代間コミュニケーションに関する調査」結果です。

「仕事をするために組織に所属するという経験を持たない若者にとって、働くことの意味をつかみ取ることは容易ではない。働くことには、所得を得ること、自らの能力を発揮すること、協力しあい社会に参加することなど様々な側面があり、それらがときがたく結びついている。就学年限があがることや組織的な参画の程度が低い非正規雇用ばかりが拡大することは、現代の若者の就業意識の形成にとって新たな障害をもたらしている」。

「社会環境が変化する中で、意識面の世代ギャップも懸念され、組織への所属をめぐる意識は、世代間でギャップが拡大している可能性がある。企業の人事担当者に新人社員の特徴を世代ごとに答えてもらった調査があるが、かつての若者は、組織が求める役割を果たそうとする意識が強かったが、最近では、自分の取り組みたい仕事へのこだわりが強くなっているとみられている。また、若い世代ほど自らのキャリア形成や職業生活設計への関心が高い」。

「若手人材の育成は、多くの企業で喫緊の課題になっている。近年における人事配置の一般的な姿をみると、若手は実務の第一線に配置され、その分野の担い手として訓練するという手法が多用されてきた。こうした方法が広くみられたのは、バブル崩壊後、コスト抑制や即戦力思考が広がったことと強い関連があり、本社の人事担当部門も、それぞれの業務分業の実務者の意向にそって、採用、配置を行う傾向がみられた」。

さまざまな調査結果から見えてくることは、現在、会社の中に組織を横断的に考えられる労働者がいなくなったことです。コミュニケーション不足ではなく不成立状態にあり、会社は人材育成の機会を奪っています。

バブル崩壊後の乱暴な雇用形態は、二〇年近くを経てその結果が明らかになりました。そのあり方を捉えなおし、若者だけでなく労働者を大切にする政策に転換しないと会社も社会も崩壊していきます。

世代によって価値観が違うのは当たり前です。そのことは尊重される必要があります。

バブル以前、同期入社した労働者同士はライバルでした。しかし「勝ち組」にならなくとも生活が脅かされるような影響はありませんでした。

バブル期に就職した労働者は、さほど努力をしなくても成果をあげることができました。それを自分の実力と勘違いし、その手法を金科玉条にしています。そして管理職になると、バブル崩壊後に就職した若者労働者に即戦力の体力勝負のノルマを課します。課題は精神力で乗り越えられると思っています。「バブル世代」は労働法制を遵守しません。しかし労働時間と実績は正比例しません。ましてや現在はそうです。

そのような管理職のもとで若者労働者は不満と不安が常態化し、職場や仕事が楽しいという感覚を持つことができません。理不尽なことに一人で悩み、欠勤などの手段で自己を防衛します。世代間の違いは親子関係で捉えたら明らかですが、管理職は会社と家庭を使い分けします。

労働法を遵守しない使用者が増えています。社会とのギャップを感じながら権利・義務を熟知しない若者労働者がたくさんいます。

「就職氷河期世代」は「ゆとり教育」世代でもあります。就活で授業をおろそかにせざるを得ませんでした。ゆとり教育、そして就職活動のための授業欠席は基礎学力を乏しくしています。就職難は学校を即戦力労働者を育成する職業訓練校化しました。

「詰め込み教育」世代からは、「ゆとり教育」世代との会話や質問を受けたりした時、「そんなことも知らないのか」と思うことがしばしばあると聞きますが、このような理由によります。

コミュニケーション能力は一人で身につけられるものではありません。人間関係の中で育まれるものです。今、朝礼がない、パソコンで業務指示が行われる、交流の機会が乏しい職場環境は会社がコミュニケーション能力を身に着ける機会を奪っています。

世代によって価値観が違うことを理解しないコミュニケーションは自己の価値観を強制することにもなり人間関係を破壊します。

孤立状態で苦闘

九五年から労働法制の改悪が続いています。労働者が安心して働き続けられる基盤が切り崩されます。働き方が変えられ、労働者同士の分断・孤立化が進んでいます。

孤立した中での業務遂行、評価制度による競争の強制はさまざまな弊害が出ています。

人は、他者に対して行われている不正義、違法・不当行為を見逃すと苦痛を感じます。しかし何らかの理由付けをして正当化し、慣れてくると感情が麻痺して受け入れてしまいます。周囲のだれもおかしいと声をあげない対応をしていると安心感を持つようになり、加害者になってしまっていることにも気がつかなくなります。被害者に対してだけではなく、自分の正義感に自分で傷を負わせている加害者でもありますが、残念ながらそこは気づきにくいのです。

合理化と人員削減が進むと業務はマニュアル化しました。しかしマニュアル通りに進行しません。合理化と人員削減は、会社にとっては一時的に生産性が低下するのを止めることができるかもしれません。

しかしマニュアルは没個性化です。労働者個々人が本来持っている能力を発揮することを否定する行為で、長期的に見た場合、労働生産性は向上しません。労働者はマニュアルに従っていればいいので楽だと捉えても、長期に及ぶと労働意欲や〝仕事の生き甲斐〟を奪われます。労働から「人格」が奪われます。

マニュアル化の浸透は物言わない（考えない）労働者を増やしました。管理職の管理能力強化の機会を奪いました。そして若者を成長させません。

労働者の業務進行がマニュアルに沿ったつもりで独走していることもあります。

〝隔離〟でなくても一日中パソコンに向かいっぱなしで誰とも会話をしないという孤立した労働者が増えています。業務が細分化して共同作業がなく、業務内容の相互検討もありません。孤立した状況で指示とは異なる自己判断・裁量で業務遂行を続けてしまっていることもあります。業務結果について上司や同僚から指摘や指導を受けると自分を落とし込めようとしている、他の同僚の前で晒し者にした、それらは何か目的を持って行われていると受け取ったりします。

その結果、「自分は間違っていない！　非がない！」と自己の正当化と被害者意識の主張をしてトラブルとなることがあります。他者への責任転嫁と上司などへの批判に向かいます。それは孤立感、疎外感の中で周囲からの自己防衛の権利行使です。そうしないと逆に自己を崩壊させてしまうからです。会社や組織が自分を守らないと捉えた時、労働者はいびつな形で自分を守るようになっていきます。

労働者は、雇用不安の中でも我慢すれば雇用は継続すると期待します。排除されないように長時間労働でも頑張ります。体調を崩しても隠して無理を続け、休職する者は敗北者という認識を持っています。就労不能が自分を襲うとは捉えられません。その思いを払拭しないと自分が持ちません。自分なりの方法で自己を守っているのです。ゆとりがまったく持てなくなり、ますます周囲がみえなくなっていきます。

しかし体調不良の中で成果が上がるはずがありません。

上司や同僚が気使かったり注意したりすると、辞めさせようとしたと受け止めたりします。周囲からの意見等を一切拒否してますます排他的になります。

相談活動では、職場のトラブルの中の〝加害者〟に同情することもあります。

一方的に上司や同僚を批判、暴言を吐き続ける相談者がいます。そうするとさらに相手への憎しみを増し、自己をコントロールできなくなっていきます。実は、相手を排除する方法が批判や暴言、攻撃で、自己を防衛する手段なのです。会社への不信感と同時に自信喪失や自己統制能力を失ったりしています。脅威、不安、困惑などの二次的な感情で「涙が変形した表現」です。弱音を吐ける相手を探しています。

会社の上司や同僚はそのことに気づく必要があります。

本来人間が持っている価値観は、不公平・不平等、モラルダウン、人間同士のいがみ合いを受け入れないものです。遠くにいる者に対しても、やっぱりおかしいことはおかしいと声をあげる、そのことが自分の人間性を取り戻すことになります。

第五章　差別という〝いじめ〟

❖「差別することで自分を捜し求めている」

『心の踏み台』

労働者は自分の任務をきちんと果たしたい、いい成果を出したいという思いで働いています。評価基準がはっきりしない状況下であっても他者よりいい評価を受けたいと必死で働いたりします。みな必死です。

しかし成果を達成しても評価が上がらなかったり、低い評価を受け、排除されることもあります。不公平な、不透明な評価は〝いじめ〟です。「なんでこうなるんだろう」と考えても理解できない時、混乱し、ストレスが生じます。

「市民的公共性などという人は、極めてしばしば、その市民と呼ばれた人たちが横並びになっているように考えがちである。しかし、そのような考え方は、実は彼らが『灰色の領域』に置かれて、権力による抑圧の無限の連鎖の中に位置づけられていることを忘れている。

『灰色の連鎖』にいる人たちは、特別に努力して警戒しないと、その抑圧の中で、自分に加えられた抑圧を自分より弱いものに押しつけることになる。これは丸山眞男が日本の軍隊での経験から、『抑圧委譲』として特徴づけた現象である。抑圧された人がより弱いものに、その抑圧を押し付けることによって、心理的な補償をえようとする傾向である。

『抑圧委譲』を引き起こすのは、自分が抑圧されて苦しんでいる人が『心の踏み台』を求める無意識の必要性によるのだが、そのような抑圧委譲を支える基盤となっているのが、その生活圏に支配的な価値観である。」（石田雄著『誰もが人間らしく生きられる世界をめざして』唯学書房）

無意識のうちに差別の構造に支配されているということはよくあります。

『差別ということば』（明石書店刊）の共著者柴谷篤弘教授は、差別とはその相手に「嫌う」「恐れる」「遠ざけたい」「軽蔑する」「大切に思わない」「関係を持ちたくない」「同じだと見られたくない」「そのような人にはなりたくない」「その人の立場には置かれたくない」「いてほしくない（存在が不愉快だ）」「できれば無視したい」といった心理が働いて、相手を「からかったり、侮辱したり、敵対する」ことと言っています。

なぜ差別するのでしょうか。「差別は自分の〈存在証明〉を、無料で、安易に、相手のひとの犠牲・不利益において、追いもとめること」であり、差別をすることによって得られる利益は「何よりも、自分自身の優越感を短時間に手にすることが出来ることであると言っています。

また「憎しみ」や「妬み」や「復讐心」のような感情は対象がはじめから決まっているのに対して、差別の場合は「その衝動の対象になるものが、特に何でなければならないという必然性は、どうもないようだ」と指摘しています。

いじめる対象を選定するのは「相手」です。「相手」は弱い立場の者・勢力をいじめます。いじめやすいからです。いじめられる側にとっては理不尽なことです。そしていじめる側は問題の本質を見失い、本当の「敵」から逃げています。

人間関係の希薄さが差別の温床

東京都部落解放研究所の浦本誉至史さんは、機関紙に「東京の部落の歴史」を連載しました。その後に起きた状況が臼井敏男著『部落差別をこえて』（朝日新聞出版）に載っています。

浦本さんだけでなく自宅の周りにも知らない人から一年半にわたって差別を助長する葉書が届きました。犯人は逮捕され裁判に付されました。出所したあと浦本さんと犯人は手紙のやり取りをしました。

「男に部落との接点はなかった。解放同盟を批判する本を読み、『攻撃してもいいのだ』と思ったという。被差別部落の出身だと名指しして、ののしり、ストレスを解消した。被害者はだれでもよかった。相手がどんな気持ちになるかなど考えもしなかった。そうした言葉を裁判で聞かされた。手紙の回答も同じようなものだった。

そんな軽い動機とは、浦本は信じられなかった。偏見にどっぷりつかるほどの強烈な体験があるはずだと思っていた。完全に肩すかしだった……。

『東京では人間関係の希薄さが差別の温床になっています。世の中に流れている偏見にもとづいて、簡単に行動を起こす。差別される痛みやつらさを知らないから、容赦ない差別になる。そもそも東京では部落の存在が想定外です。その想定しないものが目の前に現れると、気味が悪いといって排除する。その場合、排除することを悪いとも思わないし、差別しているという意識もない。そこでは、いくら説明しても、差別のつらさや苦しさをわかってもらえない。部落出身者にとって東京は怖くて生きにくい街です。部落出身を隠さないと、どんな目にあうかわかりません』

かつては「三〇〇万部落民」と言われてきました。この数が多いか少ないかはさておき、現在被差別部落の数は減っています。では三〇〇万人はどこに行ったのでしょうか。

宮崎学は著書『近代の奈落』(解放出版社)の中で長谷川三郎解放同盟東京都連書記長の話を紹介しています。

「全国から東京に流れ込んできている部落出身者がきわめて膨大にいる、その中には出自を隠して、というより出自を隠すために東京に流れてきた部落出身者が多数にのぼる、むしろ彼らが圧倒的多数派であるという。

……長谷川は、そうした東京の『漂流部落民』は一〇〇万人を超えているのではないか、と推定している」。

首都圏から匿名の電話相談です。

「向かい側の席の人と業務上でトラブルを起こしてしまったら、みんなに聞こえるような声で『同和』と言われたんです。何のことかわからなかったのですが調べて分かりました。これは暴言ですよね」

本人は知らなくても、会社や周囲はいろんな情報を集めてもっています。差別は些細なことでの行き違いが生じた時などに潜在意識の蓋が外れて突然露出します。相手を抑え込む手段として表出します。

人権を侵害するひどい発言であること、泣き寝入りをする必要はないとアドバイスをして人権団体を紹介し、相談するよう勧めました。

『週刊朝日』は「差別」と「偏見」で商売

二〇一二年一一月、『週刊朝日』は橋下大阪市長の出自を取り上げました。公人には人権はないのでしょうか。日本における人権感覚を曝け出しました。

一一月一二日、朝日新聞社の第三者機関「報道と人権委員会」は「見解」をまとめて発表しました。「見解」を受けて朝日新聞出版は橋下市長に説明と謝罪をし、橋下市長は「理解し納得した」と表明しました。しかしこれで事足れりなのでしょうか。

人は生まれる場所も親も選べません。そのことを調べあげて暴き、いかにもそこに人格のルーツがあるように結び付け、決めつけています。人格は生まれた地域・地区、そして親、親の職業によって生涯不変のものとして形成されるのでしょうか。人格は受け継ぐものではなく培われるものです。

今回の事件は、「差別」をもとに「偏見」を導き出して煽っています。

この思考方法は努力や人間の成長を否定します。「未来」が否定されます。差別する者は、自分が脱出できないであえいでいる憤懣を、他者を引きずり落とすことで安心を得ようとします。

なぜ『週刊朝日』は橋下市長の特集を組んだのでしょうか。売れるからです。人びとが買うからです。『週刊朝日』は「差別」と「偏見」で商売をしようとしたのです。

「差別」と「偏見」を煽る行為を言論の自由とは言いません。

『週刊朝日』の記事と対応は、「差別」の根強さをあらためて教え込みました。

特集は、他社が同じような内容の記事を書いても糾弾されていないことが判断基準になったのです。他社も「差別」をしているから自分らもするという論法です。「差別」は、小さいから許されるという判断を繰り返すと無頓着になります。だから小さな「差別」も摘み取る必要があります。許される「差別」はありません。

「人権」とは何でしょうか。

橋下市長に謝罪に訪れた朝日新聞出版関係者は、「今回の記事で橋下市長とご家族、多くの関係者の皆様に多大なご迷惑をおかけしたことを心から反省している」と謝罪しました。

市長は公人でも家族は公人ではありません。しかし今回曝露されたのは「血のつながり」です。差別に無防備な家族・子供たちはまだまだ差別が克服されない、差別を助長される社会（それは行政の責任でもあり、その長が市長ですが）に放り出されたのです。

朝日新聞出版は「橋下市長とご家族」に迷惑をかけたのではありません。恐怖に曝したのです。そのことを理解していません。そして「出自を根拠に人格を否定」したのです。公人にも私人にも同じ人権があります。

橋下市長の政治主張は危険です。そして行政手腕は乱暴です。得意とする、生贄を設定してそこに不満の矛先をそらそうとする手法は問題の解決にはなりません。しかしそれを批判する方法を「出自」に求めるのはもっと危険で乱暴です。問題の本質が見えなくなります。排除の論理に陥ります。

人の気持ちをちゃんと考えられるひとが　いちばんかっこいい人間だ

橋下市長は、同じような問題を今後繰り返させないためにも、先代の苦闘の中から獲得してきた人権を守り、豊かな人権を未来に手渡すためにも「大阪人権博物館（リバティおおさか）」への補助金を打ち切るのではなく、存続のために行政として支援を続けるべきです。

リバティおおさかの「いのち・輝き」コーナーに、大阪・大東市立住道中学校がいじめ問題に取り組むなかで作りあげた宣言が掲げられています。

『いじめNO！宣言』

「いじめ」は人を傷つける行為だ
人によって「心の境界線」はちがう
自分がなにげなくしていることでも
他の人には　いやに感じることもある

人にはだれにだってよいところが絶対にある
そういう人の良いところを見つけていこう
「いじめ」はアカンという勇気を持とう

一人ひとりを大切にしよう
仲間とつながっていこう
お互いに支え合うのが　本当の友達だ

私たちは「いじめ」を絶対に許さない
お互いを思いやり　信頼できたら

きっと「いじめ」もなくなるはず
人の気持ちをちゃんと考えられるひとが
いちばんかっこいい人間だ

二〇〇八年三月七日

大東市立住道中学校第五九期生一同

「人の世に熱あれ　人間《じんかん》に光あれ」

差別による〝いじめ〟は人から生きる力を奪います。

相談者が何らかの差別意識を表明する場合は、何がしかの原因、問題の裏返しと捉えます。意識を急激に変えさせることはできなくても聞き流さないで忠告することが必要です。上司などへの暴言も、本当は自分が好かれたい、愛されたい、自信をもって生きていきたいと切望していることの裏返しです。

みな「人の世に熱あれ　人間《じんかん》に光あれ」（「水平社宣言」）を希求しています。

水平社宣言を書いた西光万吉の思いは、「人間」は仏教の社会での「じんかん」の意味だったと言います。人と人の間に、一人ひとりに平等に光が当たることを希求しています。

全国水平社・部落解放同盟は、差別をなくす活動の一環として〝糾弾〟をします。〝糾〟は〝ただす〟、〝弾〟は〝はねかえる（す）〟という意味です。「竹が、雪が積もって曲がってしまった状況にあるのを、一緒に振り払い、真っ直ぐに伸びる力を回復させること」と譬えられています。

〝いじめ〟の解決には相互の信頼関係の回復が必要です。

『部落差別をこえて』に二〇代の川崎那恵さんが語っています

「お互いにわかり合うには、おいしいものをいっしょに食べ、楽しい時間を過ごしながら、語り合うことが大事だと思います」「差別というのは、関係を切っていくことです。差別に対抗するのは、関係をつくることだと思うんです」。

✣団結とは

組合員は「さん」付で呼び合う

労働組合では「団結」ということが言われます。「団結」とはどんなことを言うのでしょうか。

戦後の労働組合は、多くの場合、戦中の産業報国会の焼き直しとして登場しました。ですから上位下達の指示系統と統制・規律の性格を色濃く持っています。それを「団結」と捉えて来ました。今も色濃く残っています。

その典型が三井三池労組でした。日本炭鉱労働組合に参加する他の労働組合が活発な活動を開始する中にあって労使協調の活動を展開しました。しかし職場に根を張る活動を続け、力をつけると炭労の他の労組を牽引する位置を占めるようになります。企業別組合イコール非戦闘的ということではありません。三池労組はもっとも戦闘的な企業別組合でした。

「幼いとき、貧乏ゆえに、よびすてにされたことがくやしくて、怒りがむしょうにこみあげたことをいまも忘れることができない。

高等小学校をあげると（一九三〇年）すぐはたらきにでた。

はじめての給料日、五〇銭の小遣いを母からもらい、町の書店でほしくてたまらなかった『字引』をもとめ、だいじに胸高くだきあげるようにして星空の下をわが家へ跳んで帰ったことを、いまもまざまざと覚えている。」（『石蕗（つわ）の花が咲きました　高椋龍生詩文集』（労大新書）

貧乏は教育を受ける機会を奪いっていました。そして下請労働者を強制しました。

宮浦鉱の高椋さんは文学作品を書き始めます。

三池労組は、組合員は全員の名前を「さん」付で呼び合う運動を展開します。そして下請労働者の本工化要求を勝ち取ります。

三井三池炭鉱を語るには与論島から移住してきた労働者群抜きにはできません。下請港湾労働者として、過重労働などという言葉では言い表せない過重労働を強いられていました。しかも塀で囲まれた地域に閉じ込められ、「ヨーロン」と呼ばれて差別され続けました。すさまじい差別分断支配構造におかれていました。

しかし彼らは三池労組の闘いのなかで、五〇年代に直傭夫と呼ばれた一年契約の臨時工から本工になっていきます。

「ヨーロン」と呼ばれていた彼らは組合活動の中で人権を獲得していきました。自分らを「ヨロンチュー」と呼び、誇りを回復していきます。

「みんな　仲間だ　石炭掘る仲間……」(「三池労働組合の歌」)です。

五三年の「英雄なき一一三日の闘い」に勝利し、保安の問題などを追及するなかで、職場単位で労組との交渉権を認める、いわゆる「現場協議制」を勝ち取って行きます。このような三池労組を潰そうとしてかけてきた攻撃に反撃したのが三池闘争です。

三池闘争の最中に会社は三池労組の分裂を策動し、新労が結成されます。このとき会社は三池労組がどんなに少数になっても与論島出身者は残るだろうと予測していたと言います。それくらい「ヨーロン」をいじめました。差別と偏見はずっと続きます。

六〇年九月八日に三池労組が闘争終結のためのあっせん案を受け入れた後、組合員にその報告をするビラが配布されました。その中に詩が書かれていました。

やがて来る日に
歴史が正しく書かれる

やがて来る日に
私たちは正しい道を
進んだといわれよう
私たちは正しく生きたと
いわれよう

私たちの肩は労働でよじれ
指は貧乏で節くれだっていたが
そのまなざしは
まっすぐで美しかったといわれよう
まっすぐに
美しい未来をゆるぎなく
みつめていたといわれよう
はたらく者のその未来のために
正しく生きたといわれよう

日本のはたらく者が怒りにもえ
たくさんの血が

三池に流されたのだといわれよう

高椋さんの作品だと言われています。組合運動を通じて人格・尊厳を獲得した高椋さんは労働組合に強い信頼を寄せていました。そして立派な労働者でした。

三池闘争の団結は〝横〟の団結でした。「思想」の裏付けによるものだけではありません。

三池労組の「現場協議制」を受け継いで闘ったのが国労です。国鉄分割民営化攻撃は「現場協議制」を破壊しました。

職場で親しくもない特定の労働者を「ちゃん」付けで呼ぶ上司がいます。個人的支配です。


「請負給やめて全部月給制にしたらヤマの事故の大半はなくなるよ」


この視点で非正規労働者の置かれている立場を捉え直したら、どのような状況が浮かびあがってくるでしょうか。

同一労働をしながら処遇が大きく異なり、その差を自助努力では克服できない構造は差別です。しかし多くの正規労働者はその構造に気がついていません。気がついても放置しています。職場における差別の無視、放置は最大の〝いじめ〟です。

雇用間格差はどのような弊害をもたらすでしょうか。

後藤正治著『はたらく若者たち一九七九～八一』（岩波現代文庫）は次のような情況を紹介しています。

八一年一〇月一六日北海道・北炭夕張新鉱でガス突出事故が発生し、死者九三人を出しました。

「最新の採炭技術と機械力の資本投下と同じように、悪い自然条件に対応するための保安面における設備投下はおこなわれたのだろうか。

事実は、採炭部門の設備投資と逆比例するかのように、保安面は手抜きされていた。……では、そのような保安上の問題について、現場の労働者はなぜ声をあげなかったのだろうか。……答えは、馬の鼻づらにニンジンという請負給制度にある……。

どのヤマでも、収入の六割以上は請負給という仕組みになっている。さらに北炭のばあいは、切羽請負のほかに、ヤマごとの全山請負という他のヤマでは例をみない特異な二重の請負制度がしかれている。

『請負給をやめて全部月給制にしたらヤマの事故の大半はなくなるよ』――村上清人・三井砂川炭鉱労組書記長はいいきる。

唯一月給制がひかれているのは、釧路にある太平洋炭鉱である」。

太平洋炭鉱は最後に閉山になったヤマです。

「一〇〇年間、炭鉱の労働者はその鉄の腕に何を希求していたのか。『稼ぎがいい、暮らしやすい、人間関係がいいところで働きたい。そして安全なところで働きたい』ということだった」。

✣年越し派遣村

「五段階欲求のピラミッド」

差別は重層的で捉えにくくなっています。被害者が加害者になっていたりその逆だったりします。アメリカの心理学者アブラハム・H・マズローは、著書『完全なる人間』で「五段階欲求（生理的欲求、安全の欲求、所属・愛の欲求、承認・尊重の欲求、自己実現の欲求）のピラミッド」を説明しています。

1 生理的欲求（Physiological needs）は、生命維持のための食事・睡眠・排泄等の本能的・根源的な欲求。

2 安全の欲求（Safety needs）は、安全性・経済的安定性・良い健康状態の維持・良い暮らしの水準、事故防止、保障の強固さなど、予測可能で秩序だった状態を得ようとする欲求。

3 所属と愛の欲求（Social needs / Love and belonging）は、生理的欲求と安全欲求が充分に満たされるとあらわれる欲求。

4 承認（尊重）の欲求（Esteem）は、自分が集団から価値ある存在と認められ、尊重されることを求める欲求。

5 自己実現の欲求（Self-actualization）は、自分の持つ能力や可能性を最大限発揮し、具現化して自分がなりえるものにならなければならないという欲求。

この順序で、より基本的な欲求がある程度満たされないと、次の要求を満たそうと思わなくなり、行動をとらなくなります。


二〇〇八年秋から、リーマンショックの影響を受けた製造業界で生産調整の影響を真っ先に受けたのが派遣労働者でした。突然雇用契約の中途解約を通告されたり期間満了で解雇され、同時に住居を追い出されました。「自己責任」とされたのです。「雇用の流動化」とは労働者にとってチャンスではなく運命に愚弄されることでした。解雇された労働者はまさか採用時にはこのようなことになるとは考えませんでした。

年末から新年五日まで、行政機関の窓口が閉鎖している期間の緊急避難対策として東京・日比谷公園に「年越し派遣村」が開設されました。

「五段階欲求のピラミッド」で年越し派遣村の「村民」を検討して見ます。

正規社員として働いていて会社からも、家族からも認められていたと受け止めていたのが「四．段階」。再就職先で下がった労働条件でも我慢しようと思っているのが「三．段階」。派遣会社の寮などで生活し、収入をえて体力を維持している状況が「二．段階」。経済的安定性を奪われ、食事、健康の危険性に曝されながらも生き続けるのが「一．段階」です。状況は、個人の努力では改善させることができずピラミッドを下降していきます。まさに「滑り台社会」です。

その中で、年越し派遣村は「一．段階」を可視化して社会問題にしました。「一．段階」に落とし込められた労働者を、周囲から「四．自分が集団から価値ある存在と認められ、尊重されることを求める」権利があることに気付かせて、自己を回復させました。

なぜ彼らは解雇に素直に応じたのでしょうか。

「村民」から聞いた話です。派遣労働者の職場は「よその会社」。そのため遠慮しながら、不満を言わずに働きます。派遣先との関係は「引いている」のだそうです。だから解雇を言われても「引き」ました。派遣労働者である自分の責任で、やむをえないと受けとめました。

時間的にも経済的にも、納得いかないと声を上げるゆとりがありません。それよりも次の仕事を探すのが先と判断をします。しかし状況は追いつめられます。

派遣労働者の問題は、契約が物扱い、雇用責任が曖昧という法律が本質ではありません。生活維持のための労働の尊厳と人権否定、物言わぬ労働者群を作り出す労務管理が可能な状態を作り出していることに問題の本質があります。

「この社会は正規、非正規にかかわらず働き方が異常です」

「派遣村」実行委員会の連絡先にはクリスマス頃から大量の支援物資が届き、電話が鳴り続けはじめました。

手紙にはカンパが同封されていました。

「新聞で『年越し派遣村』の記事を見ました。私は仕事の傍ら○○ボランティアをしていますが、今何か自分でできることをしないとと思っていた矢先に記事を見て、寄付をすることにしました。息子は、高校を卒業し国家公務員でしたが、二年前に三六歳で過労自殺で亡くなりました。この社会は正規、非正規にかかわらず働き方が異常です。人間を人間扱いしない社会を終わらせるためにカンパします。働く人々が当たり前に生きられる社会に向け、皆さんの活動に賛同し感謝します。頑張ってください。『年越し派遣村』の経費に僅かですがお役立てください。　二〇〇八．一二．三〇　埼玉県……」

イタリアからメールでメッセージが届きました。

「……ユニオン、ボランティアの方々のこれ以上のことはできないと思われるほどレベルの高い緊急対策（政府や経済界への要請、派遣村の創設、炊き出し、生活保護申請の援助など）をされている姿に感動しました……。

最近ミラノ市内にあるカトリック慈善団体の無料給食配給所を視察する機会がありました。一日昼食と夕食で延べ二〇〇〇食以上を提供しています。登録さえすれば、家のない人々は一〇日に一回シャワーを浴びることが出来ます。その時、一人ひとりにきれいに洗濯されたバスタオルや髭そり用セットなどが支給されます（バスタオルは返還必要あり）。一カ月に一回は衣服、靴、バッグなどをサイズごとに分けられたコーナー（ブティックのように其々きれいに洗濯されアイロンをかけられている）から選ぶことができます。またボランティアの医者や看護師から診察や治療を無料で受けられ、必要であれば市内の連携した病院で適切な処置が行われます。

何よりも胸を打たれたのは、慈善団体側から、『施してあげる』という対応ではなく、一人ひとりの人間性を尊重した暖かい対応をされているのを見た時です。真面目に誠実に日本の厳しい状況を少しでも改善するために日々努力されておられる皆様に、心から頭が下がります」。

岡山からメッセージ・寄書が届きました。

「年越し派遣村の運営資金カンパを頂いた方々にメッセージを書いてもらいました。こちらに遅らせていただきます。

・派遣の仲間、ともにガンバロー　K

・僕もちょっと前まで派遣で働いていたので、すごくつらい気持ちや置かれている状況を察しています。

金融危機やサブプライムの問題はとんでもないとばっちりでいい迷惑している一番の影響受けているのは派遣で働いているみなさんだと思います。自暴自棄になってしまいそうな時があるかもしれないけど、今はしっかりと落ち着いていろんな人にたくさん頼って、一人で考え込まないように、落ち込まず、前を見て歩き出してほしいと思っています。

応援しています。がんばろう！　Y

・人間らしさを取り戻すためにがんばろう、ネットワークを組んで大きなうねりにしよう！

・大変な時期だと思いますが、僕も岡山で微力ながら雇用を守るための運動にも従事しています。僕らの県でも頑張りますので、一緒に頑張りましょう！ ―

・今朝新聞で派遣村にお金を送ることができることを知り、皆で少しずつですが出し合い届けることにしました。家々をまわって話をすると、皆、わがことのように、自分の息子や娘のように心配していました。僕にとっても他人事ではありません。仕事がなかったときの悔しさ、焦りは今も自分の中に残っています。二度とこんなことのないよう、頑張りましょう。 ―

カンパした人　略（一一人連名）」

「何であなたたちは働かない者の支援をするんですか」

しかし激励だけではありません。

二日夜、厚生労働省の講堂が使用できるというニュースが流れると電話が鳴りました。「結局あんたらの運動は税金を使わせろということじゃないか。俺たち低賃金の労働者が納めた税金を。どう思っているんだ」。若い声です。「村民」はまじめに働いていたが会社から一方的に解雇されて路頭に迷ったこと、緊急避難の対応であることなどを丁寧に説明しました。しかししばらく平行線をたどります。

「契約解除された労働者もそれまでは税金を払っていました。今後収入はなくても住民税の請求が追ってきます。払っている者がその使い方について要請して悪いんですか。贅沢させてくれと言っているんではないんです、屋根のあるところで寝かせてくれと言っているんです。そう要請するのは間違いですか」

最後は「頑張って下さい」と言って電話は切れました。

別の電話です。

「どうしてあなたたちは働かない人たちを支援をするんですか」と苦情を言います。「僕は一生懸命頑張っているんですよ。あの人たちは頑張れなかった人たちじゃないですか」と繰り返して叫びます。その中からは、彼が必死に頑張り続けていることは伝わってきます。ちょっと気を抜いたときの自分の姿が「あの人たち」に重なるのです。そのことを拒否するために、「甘やかされる」「あの人たち」を見たくない、存在を認めたくないのです。頑張りの突っ支い棒が外れてしまいそうなのだろうと想像しました。

どのような説明も聞き入れません。

「私たちはあの人たちへの支援を続けます。あなたが困難に遭遇したらあなたも支援します。身体に気を付けて頑張ってください。困難に耐えられそうになくなったらいつでもこの電話に連絡してください」。そう言って電話を切りました。

努力しても報われない、個々人の労働者の努力ではどうしようもない状況があります。決して「村民」や二人の若者の責任ではありません。怒りは湧いてきませんでした。

このような恐怖感を利用しているのが使用者です。雇用が不安定な労働者の存在は正規労働者の過酷な労働条件を維持するための方策でもあります。無策の政府と企業に対してあらためて怒りがわいてきました。

たくさんのボランティアが駆け付け、支援の物資、激励の声が寄せられました。生存権を脅かされている労働者の姿を見せられたとき、その存在を肯定できない人たちでした。「村民」は、ちょっと前まで自分たちの近くにいた人たちでした。

「村」で体感したのは政治の非情さと人々の実行力が持つ可能性でした。労働者の生活権を共に守ろうとしたのが市民です。その市民は「頑張っているのは小さなユニオン、大きな労働組合が見えない」と語っていました。

力が小さい者たちでも一緒に声を上げた時、困難さは突破できました。議会を越えて政治が目の前で動きました。議会や大きな組織に依存しなくても社会を動かせるという実感を共有することができました。

年越し派遣村「一月一日」

二〇〇八年を生き抜くことができた。
二〇〇九年も生きています。
みなさんに生きようと言われました。
私ももっと生きていたいと思いました。

発砲スチールの器を「フーッ」吐いたら、
汁に涙が混じりました。

寝ていても、テントの屋根に手が届き、
背中は少し寒くて身を震わすけど、
握り締める拳は温かいです。

私は、ただ真面目に働いてきました。
それが会社への貢献だと捉えていました。
贅沢など縁遠いことだと、考えたこともありませんでした。
それでも不満もわきませんでした。

だから仕事を奪われ、部屋も奪われたとき、
何がなんだかわかりませんでした。
私の全てが奪われました。
路頭に迷いました。

そのとき「ビラ」をもらいました。
「仲間がいる『テント村』へ」と書いてありました。
私に手招きをしてくれる人がいるのです。
私は、辿りつきました。

みんなが作ってくれた食事は、
どんな豪華な料理よりも美味しいです。
みんなの励ましをあり難く受け取っている自分を発見しました。

私は、みんなから肩を押されました。
前向きに、一緒に生きようと言われました。
私ももっと生きていたいと思えるようになりました。
私は、みんなと一緒に生きていきます。

年越し派遣村　二日目

ここに来るまで、不安で眠れない日が続いていました。
昨晩は久しぶり、少し安心して眠れました。

私が目を覚ました時、人たちはすでに活動していました。
食事を作る人たちを見て、小さな時の母を思い出しました。
一年中、皆より早く起き、食事をさせて、私たちをせかせて送り出しました。
見回りと物を片付ける人たちを見て、父を思い出しました。

父は、いつも素知らぬ振りをしながら、本当は心配してくれていました。

ここの人たちみんなが、家族のように見えてきました。


食事を貰う時、「どうぞ」と笑顔で言われました。

「申し訳ありません」と心の中では返していました。


本心から人にお礼を言ったのはいつ以来だろうか。

仕事をしていた時、しょっちゅう上司から叱られました。
叱られる意味がわかりませんでした。
しかし刃向ったら首になると恐れ、
反射的に「申し訳ありません」と答えていました。
いつもいつもそうしていました。

今、忙しく活動している人たちは、私にとって、父や母ではなく弟や妹の世代もいます。

〝至らぬ息子〟は、世話を焼かせる兄になっています。

でも弟や妹は、昔の母や父のように、私たちをやさしく見守ってくれています。

感謝します。

本心から「申し訳ありません」と言いたいです。
本当は「ありがとうございます」と大きな声で言いたいです。
ここでみなさんに会えて、不安が少しだけ消えました。

年越し派遣村　二日目の夜

夜、コップにお酒を注いでもらいました。
もったいないから少しずつ飲みました。
隣の人が、「おいしー」と言いました。
その顔を見て私も頷きました。
身体が温まりました。

隣の人が、もう一杯もらってきて、
私に半分わけてくれました。
恐縮しながら受け取りました。
「ありがたいな」彼は言いました。
私は何度も頷きました。
私は自分が笑顔を浮かべているのに気付きました。

やけになって、飲み過ぎたこともしょっちゅうでした。
味などどうでもいいことでした。
誰にともなく当たりました。
止められませんでした。

「会社ってひどいよな」彼が言いました。
私はまた頷きました。
それだけで話は途切れました。

「ありがたいね」今度は私が言いました。
「ホントにな」と彼は返してきました。
たったこれだけの会話だけど、
ここにきて、初めての会話でした。

「頑張ろうな」彼が笑いながら言いました。
私は深く頷きました。

テント村は、食事と寝場所と、

仲間と笑顔を私たちに提供してくれました。
私は、負けていられません。

年越し派遣村　四日目

昨年のお正月は、昔の友人たちとドライブをして過ごしました。
久しぶりにはしゃぎ、騒いだ記憶があります。
立ち寄った食堂のテレビで、マラソンを観ました。
応援するチームがあるはずもないので、
追い越すチームに「それいけ！」と声をかけました。
今思うと、「勝ち組」になるチームを応援していたのでした。

今年のお正月は日比谷公園です。
日にちの感覚もなくなったけれど、
昨日と今日と、側を走るマラソンが、お正月なんだと認識させました。
今年は、沿道には行かないけれど、
どのチームも「勝ち組」にならなくてもいいから、
一生懸命、一生懸命走れと伝わってくる歓声に応援しました。

私は今、応援されています。

応援されるのも嬉しいけど、誰彼にでも応援しているとき、なんだかドキドキしました。

人を思いやるって素敵なことです。

派遣会社の上司から、
〇〇日をもって契約を解約すると紙を渡されながら、無表情で言われました。
解約の意味が解雇ということぐらいはわかっています。
しかし、私の身の上に、何が起きたのか、
この後どうなるのかは理解できませんでした。
頭の整理がつかないまま、今まで流されてきました。

演説をした人が、私たち派遣労働者が悪いのではない、と言いました。

私も悪いことをした記憶はありません。

だから頭の中がなおさら整理がつかないのです。

私たちの責任ではないという言葉を聞いて、
私は自信を持ち直すことができました。
そしたら怒りが湧いてきました。

私たちは、もっと早く怒るべきだったのです。
私は怒ります。
ボランティアの皆さんと同じように、みんなと一緒に怒ります。
それが私たちの持っている「力」なのですから。

年越し派遣村　五日目

昨夜は温かいところで眠りました。
足を延ばして眠れました。
明るいところ、がっちりとした屋根のあるところは天国です。
贅沢をさせてもらっています。

集会がありました。
スタッフの皆さんが一生懸命交渉を続けてくれていることがわかりました。
集まった力が、何かを動かしているんだとひしひし伝わってきます。
国会議員が発言しました。
みんな心を寄せてくれています。
私は、今度の選挙に投票用紙が四枚欲しいです。

一枚ずつ「民主党」、「共産党」、「社民党」、「国民新党」に投票します。
「ありがとうございました」と書き添えたら無効です。
でも書きたい気持ちです。

今日も暖かいところで眠れます。
しかし今日で終りかと思うと辛い気持ちです。
次のところに移るのがいやだと言うことではなく、
ボランティアの皆さんの顔が見られなくなるのが一番辛いのです。

ボランティアの皆さんは、いてくれるだけで心強いです。
本当は私たちがしなければならないことを、一生懸命してくれます。
でも、私たちがしたら、ボランティアはいなくなってしまいます。
甘えたいような、複雑な気持ちです。

バンドの人が「ふるさと」を歌っていました。
今は聞きたくない歌です。
忘れようとしてきたことを、
思い出したくないことを、思い出しました。

聞こえないところまで逃げました。

ついでに公園内を歩きました。
青い空の下には別世界がありました。
それぞれ幸せそうです。
羨ましいとは思いません。
私は今、多くのみなさんから何よりも大切なものをもらって、
心の中は幸せです。

明日は、それぞれに分かれます。
ここは今夜で終りです。
夜、また歩きました。
薄い雲がゆっくりと流れていました。
隙間から星がちょっとだけ輝いていました。

年越し派遣村　最後の日

最後の食事をいただきました。
これでボランティアの皆さんとはお別れです。

悲しいようで、怖いようで、複雑な思いに不安は消えません。
日比谷公園にいたいという思いも片隅にあります。
でも、いつまでも人に甘えてはいけません。
六日間に全国の皆さんからいただいた温かい気持ちを、自信と勇気にして頑張ります。
皆さんにお礼を言います。
何度も、何度も言います。

挫けても絶対に負けません。死にません。
どんなことがあっても頑張ります。
それが私の皆さんへの恩返しです。
挫けそうになったら、日比谷公園に来ます。
そして皆さんのことを思い出します。

私はいつか必ず、堂々と日比谷公園に来ます。
日比谷公園は私の第二の故郷です。
そのとき、『ふるさと』を逃げないで歌います。

テント村が「閉村」してしばらくして「村民」だった人から電話が来ました。「アパートが決まり、明日仕事が決まります。ありがとうございました。今後何かありましたら駆けつけますので連絡をください」。

女性労働者は闘い続けてきた

「年越し派遣村」には数名の女性「村民」がいました。圧倒的に男性労働者です。

女性労働問題に取り組んできた仲間から厳しい指摘がありました。「雇用の安全弁と位置付けられた女性労働者は、以前から派遣村入村者のような状況に遭遇させられてきた。しかも自己責任を通告されてきた。しかし今回のように男性労働者が困難な状況に遭遇すると社会問題と扱われる。女性だと騒がれないが男性だと騒がれる」。

雇用の流動化が進むと女性労働者の雇用は不安定になり、パート労働者が増えました。

九〇年頃、すでに男性の非正規労働者数は全非正規労働者の一〇%を超えていました。女性労働運動団体からは「非正規雇用の問題は男性の問題でもある」という警鐘が鳴らされました。しかし男性社員も社会も問題にはしませんでした。男性の非正規労働者も自らを「負け組」とみなして隠れて存在していました。

女性労働者は女性というだけで差別されている状況を改善するため、声を上げ要求を続けてきました。さまざまな労働法制の改悪が続く一方で、充分ではないが権利を拡大させてきています。均等待遇を求めた機会均等法、育児休暇、介護休暇、パート法制定などです。生活を守る闘いであり、生きるための闘いであり、人権を守る闘いでした。その成果の一部を男性労働者も授かっているというのが現状です。

変形労働制や裁量労働制が実際は労働時間の長時間化と生活の不規則を招き、女性労働者を職場から排除しました。長時間労働の結果、男性労働者が過労死すると社会問題となりました。九〇年頃の日本の年間労働時間は二〇〇〇時間をはるかに超えていました。ヨーロッパ各国からは、それが日本の競争力の源になっていると批判され、貿易摩擦の大きな要因となりました。そのため政府は一八〇〇時間の目標を立て、週労働四〇時間等の法改正を行いました。労働時間の短縮は労働者や労働組合の闘いの成果ではありません。

その後バブル経済が崩壊し、男性労働者のリストラが始まると雇用問題は社会化しました。男性大卒者が就職難になると就職氷河期と呼ばれて社会問題になりました。それまでの大卒女性の就職難、〝金の卵〟〝銀の卵〟の転職、就職難は問題として取り上げられたことはありませんでした。自殺問題は、多くの中高年の男性労働者が追い込まれると社会問題化し始めています。

〝派遣村〟は、男性労働者が正規労働者を解雇されて派遣労働者になり、職と同時に住居を奪われた時、社会問題化しました。

雇用問題は、男性中高年労働者が困難な局面に追い込まれないと社会問題化しません。男性労働者も社会も女性労働者を補助的要員、雇用の調整役としか見なしませんでした。男性労働者の「責任感」は女性労働者や非正規労働者の人格権や生活権を否定して維持されてきました。その経過の中でマイノリティ、女性労働者は切り捨てられ、さまざまな格差を発生させました。その構造はいじめの温床となっていきます。

同時に労働組合も男性正規労働者中心の「団結」が維持されてきました。しかし総合的対応能力を失って交渉力は低下していきます。社内組合は会社のもうひとつの管理支配装置になっています。そして男性中高年労働者も社会から守られなくなった時、労働組合の機能は停止してしまいました。

✣違いの確認から平等間の追求を

バブル経済が崩壊すると雇用問題は深刻になっていきました。

九五年、日経連は「新時代の『日本的経営』」を発表しました。この内容を要約すると「必要なときに、必要な人を、できるだけ安い賃金で働かせて、いつでも首が切れる」雇用戦略をうたっています。労働者を①「長期蓄積能力活用型グループ」(総合職正規社員)②「高度専門能力活用型グループ」(一般正規職員)③「雇用柔軟型グループ」(パート、臨時、派遣)に分けた雇用に方向づけました。

これらの政策は「雇用の流動化」と呼ばれていますが、①から②、③に、②から③に異動することがあっても逆はない一方通行の流動化です。再構築の意味合いの「リストラクチャー」の言葉で惑わせて、結果は年功序列賃金制度、終身雇用制度を廃止する、そして解雇の意味を含む「リストラ」が行われてきました。

使用者は分断管理を行い、不満、不安が解消できない状況下で労働者間の対立を煽ります。だから労働者は同じ場所、時間帯に働いていても人間関係作りは簡単ではありません。

情報からの排除――立場の違いに関心が及ばない

【例一八】中堅建設会社の総務部で働く派遣社員のフロアは一〇人たらずです。一年が過ぎると職場の雰囲気にも慣れてきました。実際は慣らされていきました。

朝、社員たちは上司の席のまわりに集まって朝礼をします。そこで口頭や文書で連絡事項や伝達が行われます。派遣社員は自分の席で電話当番です。

朝礼が終了すると隣りの席の社員Fさんは配られた文書は見せてくれます。目を通したら返します。そのような気は使ってくれます。

伝達に外部からの来客のスケジュールがありました。目的がわからないのでスケジュールの一つとしか捉えていませんでした。しかし当日、周囲の社員の服装が違います。入札した会社の役員のお歴々でした。ジーパン姿の派遣社員は、部長から「まったく～」と言われ、いつもしている来客にお茶を出すことも止められました。

しかしちゃんと教えてもらっていれば対処できました。派遣社員の責任ではありません。自分の存在が疎まれました。

来客が帰った後、派遣社員は部長に「今後は、あらかじめ教えてもらえれば気を付けます」と謝りました。

「Fさんから聞いていなかったのか」

「来客があることは聞いていましたが、どのような方なのかは知りませんでした」

「ちゃんと朝礼では説明したのに」とFさんのせいにします。

しかしFさんは、派遣社員への指示担当者ではありません。あくまで個人的に気を使ってくれていたのです。

派遣社員はFさんにも状況を報告して謝りました。

Fさんは、「私の責任ではないでしょう」と納得いきません。そのあと部長に朝礼に派遣社員を参加させて情報を共有させるよう提案し了承されました。

派遣社員は少しだけ自分の存在価値が認められた気分になりました。

しかし健康診断からの排除や賞与支給の話題を近くで聞いている時には自分は社員ではないと自覚させられます。防災訓練の時は役割担当から外されただけでなく避難する対象にもなっていませんでした。緊急連絡網には〝もちろん〟入っていません。

業務量は正規並みでも賃金と身分保障はやっぱり非正規。そして雇用不安は付きまといます。本人が努力しても克服できない状況に置かれていることは差別です。

正規労働者は非正規労働者のおかれている状況に〝鈍感〟です。もしくは差別は当然だという認識を持っています。お互いの立場による問題点、不満を出し合う中から、理解を勝ち取り、仕事の平等間、満足感を追求する雇用構造を要求していかなければなりません。この要求は均等待遇・「同一労働・同一賃金」に至ります。非正規労働者の処遇が大きく改善され、その違いが労働時間だけというような状況が作りだされたら、非正規労働者だけでなく正規労働者にとっても安心して働くことができます。

集団からの排除――「だったら誰が犯人だというんだ」

【例一九】運送会社の支店で、顧客から荷物が配達されないと問い合わせがありました。放置されたままになっているのが発見されました。顧客に事情説明をしなければなりません。犯人探しが始まりました。

支店は本社から定期異動で就任している管理職、地元出身の正規労働者、高齢者雇用安定法に基づく正規労働者出身の嘱託職員、短時間契約の非正規労働者が働いています。

管理職は在任中に問題を起きてほしくないという思いです。正規労働者は仲間意識を強く持っています。嘱託労働者は正規労働者のかつての仲間です。犯人に仕立てられる対象者は自然に狭められ、非正規労働者の一人がターゲットにされました。

非正規労働者は自分の業務遂行を細かく説明して否定しました。すると管理職は「だったら誰が犯人だというんだ」と筋違いなことを言い出します。管理職は非正規労働者の責任にしてこっそり顧客に謝罪に行きました。

後日、非正規労働者はそのことを顧客から聞かされ「気にしなくていいよ」と慰められました。支社に戻ると管理職を追及しました。すると管理職は調査を続けることなく「実行者不明」の結論を出して発表しました。その結論は非正規労働者にとっては疑いが晴れないままです。周囲の目に耐えられなくなっていきました。管理職に逆らったことで雇用契約更新も期待できません。体調を崩して出勤できなくなりました。

体調が少し回復したのでもう一度事実調査を要請しようとしたところは、管理職は転勤で代わっていました。新しい管理職は「実行者不明」だと聞いていると回答しました。しかし非正規労働者にとっては疑いが晴れていないのです。非正規労働は職場に恐怖感を覚えて退職を決意しました。

管理職の自己保身と正規労働者の固い「団結」は非正規労働者の排除に至ります。

下請け企業の非人間的労働——ジャスト・イン・タイムは下請いじめ

大企業は多くの関連企業を抱えています。そこの労働者の雇用保障、賃金や労働時間などの労働条件は、非正規労働者の増大とともに関連会社の犠牲の上に維持されています。非正規労働者や関連会社は景気の調整弁です。

「以前に巨大電機企業が外注部品を受け入れるところを観察したことがあります。トラックがバックしてアプローチする大きなカウンターの後ろに、巨大なジャングルジムみたいなものがあるのです。トラックから降ろされた部品ケースはローラーを滑ってこのジャングルジムのなかのある升目に入り、自動的に運ばれて、工場の組立ラインの必要な場所に到着するのです。下請けの部品提供というのはすごいシステムです。

しかもジャスト・イン・タイムです。この方式では基本的に倉庫というものがなく、一度供給された部品は二〜三時間で使い切ります。そこで次の供給はどうするか。周囲には一種の中継所があり、そこに親会社のコンベアラインを映すビデオがあります。そのビデオで部品がどれだけ残っているかがわかります。残量が少なくなるのを見計らって、中継所から部品工場に次の供給の指令が届くようになっているのです。納期のしめつけはこれほど厳しいのですが、この厳しさは、システム化の有無にかかわらず、関連企業労働者の労働時間に特別のインパクトを加えます。

一九九二年、連合は、大企業の関連中小企業への発注の仕方の調査をしました。明らかになったことはなんと、企業の四二％で、『休日前発注・休日後納入』が、一八％で『終業後発注・翌朝納入』が、『しばしば』または『ときどき』あったのです。委託された仕事は関連企業の残業と休日出勤で処理され、そうした不当な発注は、前者で五一％、後者で四二％の比率で『かならず受け』られていました（日本労働組合連合会「取引関係の現状と労働時間への影響」一九九三年（未公刊冊子）。」（熊沢誠著『格差社会ニッポンで働くということ』）

大企業労働者の労働時間は短縮されても逆に関連企業の労働者は長時間労働を強いられる構造が出来ています。さらに委託料金はいいなりです。関連企業は二次・三次下請けとつながっていきます。

連合は、調査はしましたがその結果をもとに問題提起や改善要求に取り組んだということは聞きません。大企業を相手に声をあげられない存在になっています。

非正規労働者や二次・三次下請関連企業の労働者の状況は本当に深刻です。

商品は「生《なま》もの」、でも人間は「生《い》きもの」としても扱われない

経営者は非正規労働者をどのように捉えているのでしょうか。

NHKのドキュメントが本になっています。


「請負会社の短期契約スタッフとして、毎日の行動は時間で厳しく管理される。

(仕事初日)眠そうな顔をした若者たちを乗せて、バスは工場へと向かって行った。

……

請負会社が下請けをしている携帯電話の組み立てラインで働くことになった。

ラインメンバーは一五人……。

携帯電話の頭脳にあたる部分の組み立ては高度な技術が必要なため完全に機械化されていたが、その他の部分は手作業が中心だった。携帯電話はモデルチェンジが頻繁に行なわれるため、すべての工程をいちいち機械化していてはとても採算が合わないからだという……。

組み立てに限らず、通話テストや梱包などの作業も、請負会社の下で働くフリーターの仕事になって

いた。

メーカーはこの三年間で二〇％のコストダウンに成功していた。

山端さんが携帯電話の組み立てラインで働き始めて三日目、請負会社の担当者が急遽工場に呼び出された……。

『私も今日の朝、現場の方から始めてくわしい事情を聞きました。もういまの機種の仕事がなくなってしまうので、ラインを中断して、新機種のラインを応援してもらいたい』……。

『こちらのラインの方の仕事は今日で終了になります。今日でまあ終りと、あの、いちから出直しと言うか、またまったく新しい仕事にチャレンジすることになりますけど、まあ、ご理解を頂いてですねえ…』。

『もう異動しますからね』……。

その姿は生産変動のなかで働くフリーターを象徴しているようだった。」（松宮健一著『フリーター漂流』旬報社刊）

携帯電話やパソコン、デジカメ、電化製品は頻繁に新商品が発表されます。製造会社は気まぐれな、新製品にすぐ飛びつく消費者を相手に欲望を刺激して商品購入の回転を早めさせます。商品は「生もの」です。売れなくなれば即製造中止です。生産変動に合わせて雇用調整をします。そのためにはロボットの設備投資より人間の導入の方が切り替えが安易で安価だと判断しています。末端の不安定労働者が不可欠です。その対象がフリーターです。

商品は「生《なま》もの」と言われますが、人間は「生《い》きもの」扱いされません。大量消費で景気回復をねらうＩＴ関連企業の生産現場はこのようにして維持されています。

会社は「余剰人員」などという表現でリストラを進めて労働者を使い捨て、雇用の必要が生じると人権を奪った条件でこき使います。企業の社会的責任という意識は持ちません。さらに政府の労働政策、労働法制の改訂がそれに拍車をかけています。

「労働力を呼んだつもりだったが、人間が来てしまった」

「第二次世界大戦後において、現在東欧やソ連領となった旧ドイツ領から避難民、追放者、捕虜などの帰還者が何千万人もの数で流れ込んで、西ドイツの『奇跡の経済復興』を支えたが、この流れをぴたりと止め、西ドイツに極端な労働力不足を引き起こしたのは一九六一年の、『ベルリンの壁』であった……。西ドイツ政府は、労使協議の末、やむを得ず外国人労働者を入れるが、一定の期限付きでローテーションを原則とし、永住を認めない……。この当初の思惑は数年たたずして幻想に終わった……。不本意なままに外国人労働者がどんどん国内にたまった事は周知の通りである」（西尾幹二著『「労働鎖国」の勧め』カラバオの会編『仲間じゃないか外国人労働者』から孫引）。

この頃、西ドイツでは、外国人出稼ぎ労働者が人間としての闘いを開始したことに対して、「労働力を呼んだつもりだったが、人間が来てしまった」と暴言が吐かれたといいます。労働力は欲しいが人格はいらないということです。

現在の日本の使用者の非正規労働者に対する姿勢は、「労働力は欲しいが人間はいらない」です。同じように深刻さを増しているのが外国人労働者です。労働条件、基本的人権などがまったく保障されていない強制労働がはびこっています。しかし改善要求のために声を上げる方法すら奪われています。

「ゴミ組合」が権利を大切に守っている

残念ながらそのような会社と政府の労働政策を企業別労働組合（house union）は承認しています。多くの企業別組合は労使協調路線を進めています。

総評時代、「全国一般」は他の産別から「ごみ組合」と言われました。大単産には加盟できない小さな、職種も雑多な労働組合・労働者が混在しているということです。この表現は差別発言で、偏見もありました。ユニオンは「全国一般」より小さな混合組織です。だとしたらユニオンは「芥《あくた》組合」だといって笑ったことがあります。

「ごみ組合」「芥組合」という表現は、他の単産が捨てた、奪われたものを大切に守ってきた、再生させてきたという意味でなら正しい表現です。名誉です。他の単産は何を捨て、奪われていったのでしょうか。権利紛争、団体交渉権です。ユニオンはこれを大切にしています。ユニオンの武器です。

ユニオンは、いろんな業種・職種の労働者がいるから、純粋でないから逆に視野が広くなり、社会が見えます。あり方を検証できます。「雑多な面」は労働運動の宝です。

労使関係は法律ではありません。ユニオンは会社に対して、違法・合法だけでなく、不当・正当、正義・不正義などを主張し、原則的要求を掲げて交渉します。本来の権利紛争の再現です。ユニオンは会社にとっては社外の組織です。その分、緊張関係の中から新たな労使関係を作ることができます。

そして労働者一人ひとりの個の自立を目指し、その中から連帯、団結を追求してきました。愚痴を言う、愚痴を聞く、そして一緒に考えることから運動を始めます。「一人でも加入できる労働組合」のスローガンは、労働組合法に沿った〝戦術〟でもあります。「一人を大切にする労働組合」が運動のスローガンです。

一人ひとりの相談者、組合員は価値観が違うことを確認しながら、

「私の叫び」を「私たちの叫び」に、

「私の主張」を「私たちの主張」に、

「私の要求」を「私たちの要求」に、

認識を共有し、共通の課題の解決方法を模索する共同活動をします。労働者の共通の課題として、

みんなが安心して長期に、安全に働ける職場環境とはどのような状況か。

どんな労働をすることが労働者の豊かさや幸せにつながるのか。

自分の仕事は社会に有用か。誰のための会社か。

どうしたら労働者として仕事に自信と尊厳を持てるか。

などを共同活動の中で論議を繰り返しながら自己の意識を変化させ、「確信」「自信」「飛躍」を獲得していきます。

起きている問題は「personal is political」（個人的なことは社会的なこと）です。この構造は、どことも利害関係がない、しがらみがない「芥」だからこそ見えやすいのです。社会で起きている傾向を発見することもあります。

個人加盟のユニオンを、労働組合ではないと主張する学者もいます。しかし労働組合作りは一人の呼びかけから始まります。一人が分会、支部と発展していきます。また、職場にはたった一人の組合員しかいなくても、原則に立ち戻って権利紛争、利益紛争を持ち込んで成果を上げています。

第六章　職場の暴力

❖「海外では取り組みが進められている」

「感情労働」とは

自分の感情を抑え、相手の感情に合わせて遂行する業務は「感情労働（emotional labor）」と呼ばれます。

感情労働の問題について、アメリカでは一九七〇年代から「感情社会学」という分野が登場しました。日本には二〇〇〇年にアーリー・ホックシールド著『管理される心――感情が商品になるとき』（世界思想社刊）が翻訳・発刊されて概念が紹介され、少しずつ問題が取り上げられ始めました。筆者は「公的に観察可能な表情と身体的表現を作るために行う感情の管理で、賃金と引き換えに売られ、したがって〈交換価値〉を有する」労働と定義しています。具体例として、航空会社の客室乗務員を取りあげて乗客への「笑顔」の作り方と対応方法で説明しています。「感情規制」「感情管理」を私的行為でなく行わなければなりません。そして「客室乗務員が『問題のある』乗客に出会ったときのために自己主張訓練コースが実施されています」。

鎌田慧の著書『空港〈二五時間〉』（講談社文庫）に客室乗務員からの聞き取りが載っています。「社長や会長らしい客は客室乗務員に多少ミスがあってもクレームを言わない、一方、ビジネスクラスに乗る日本人のビジネスマンはミスを探してクレームをつけてくるし、しつこい」という報告が紹介されています。

二〇一二年六月九日付『朝日新聞』の「天声人語」です。

「今もそうなのか、どうか。日本のある大手航空会社の客室乗務員は、機内で否定語の対応をすべからず、と教育を受けていた。たとえばビールを頼まれて、『ない』といってはいけない。『ただ今はソフトドリンクだけ用意しております』。二〇年余り前に取材で聞いた話である▼お茶をこぼした、ボタンがとれた、暑い、寒い――乗客の要望は様々だ。『スチュワーデスは乗客に対して理想のスチュワーデス像を演じるのが仕事』と教官は話した。だが時代は変わったようだ▼航空会社スカイマークがサービス方針を示した……▼とはいえ客の側にも無理難題を言う人はいる。『感情労働』という言葉があって、客室乗務員が典型とされてきた。自分の感情をひたすら押し殺し、相手に合わせた言葉と態度で応じる。強靭な『堪忍袋』を求められる仕事である▼昔の空の『もてなし上手』は、一方ならぬストレスの賜物だったようだ。今のご時世、簡素なサービスは悪くないが、木で鼻をくくるのとは違う。取り違えないよう願いたい」。

クレーマーはクレームをつけることが目的で、自分のストレス発散のために反論されない対象を探して行います。自分の「頭にきた」感情をぶつけてきます。他者に謝らせたり、騙したり落とし込めることで自分の存在を確認し、快感を得ます。その行為は誰か自分の相手をしてほしい、自分を高く評価してほしいという思いの変形した表現方法です。それぞれが本当は〝人恋しい〟人たちです。本質的原因は他にあります。しかし対応する労働者にとっては迷惑千万です。

職場の暴力

感情労働の問題は世界的な問題です。最近は「職場暴力」という概念に含まれて議論が進められています。

二〇〇三年一一月、ＩＬＯは「サービス業における職場暴力及びこの現象を克服する対策についての実施基準案」を発表しました。

職場暴力の定義を行っています。

「妥当な対応を行っている者が業務の遂行及び直接的な結果に伴って攻撃され、嚇かされ、危害を加え

られ、傷害を受けるすべての行動、出来事、行為

注）直接的な結果とは、業務との明確な関連があって、かつ、妥当な期間の範囲で発生した行動、出来事、行為と解されるものである。

・部内職場暴力とは、管理者、監督者を含めた労働者間で発生したものを言う。

・部外職場暴力とは、管理者、監督者を含めた労働者と職場に存在するその他の者との間で発生したものを言う。

この基準において、サービス業は、商業、教育業、金融関連業、医療業、ホテル業、飲食旅行業、放送娯楽業、郵便通信業、公的サービス業、運輸交通業を含み、第一次産業及び第二次産業を含まない」。

対策です。

「計画及び実施

使用者、労働者及びそれらの代表は、職場暴力の影響を共同して評価しなければならない。次のような指標は、職場における問題の特徴及び影響を特定し評価するための情報として有効に活用されるべきである。

・サービスが提供される地域における暴力の特徴についての国内及び地域調査
・同様のサービスを提供する職場における調査結果
・欠勤率
・病欠

・事故発生率
・職員定着率
・監督者、管理者、労働者及びそれらの代表、安全担当者、労働衛生担当者、社会福祉担当者の意見
リスクアセスメント
リスクアセスメントは、使用者及び労働者の参加と支援のもとに実施されなければならない。特定の場所における危険性の範囲、職場暴力が発生する環境並びに被害を受けやすい労働者群に関する危険性を特定しなければならない。
職場暴力のリスクアセスメントを行うに際して、次のような職場における緊張状態の兆候を考慮に入れるべきである。
・実際の被害につながるような関係者に対する身体的傷害又は暴行
・次のような激しい暴力的嫌がらせ
悪態を含む言葉による嫌がらせ、侮辱、人を見下すような会話
脅し、軽蔑、侮蔑を意味する攻撃的な身振り
詰寄り、いじめ、人種差別、セクシャルハラスメントを含むハラスメント
脅迫行為、言葉や文書による脅しを含んだ傷害を引き起こそうとする表現
職場暴力に対する戦略の開発
職場暴力についての方針及び戦略を策定するに際して、次の事項を考慮しなければならない。
・職場暴力は職場とサービスの質の効率化にとって有害であり、職場暴力への対処活動は、ディーセ

ントワーク（働きがいのある人間らしい仕事）の開発促進や組織的発展と切り離せないものである。

・職場暴力を生み出す原因の幅広い分析は、より有効な防止対策を策定することに有用である。

・特に効果的であると認められた防止対策は可能な限り優先的に実施されること。

職場における防止方法

意思疎通と職場に関して次のようなことを考慮するものとする。

意思疎通

意思疎通を図ることにより職場暴力の危険性を低減させることができる場合がある。これは次のような形態をとるべきである。

・公衆及び顧客への時宜を得た適切な情報

・顧客にサービスの質について意見を言う機会を与えること及びこのような意見を考慮に入れること

・苦情処理方法

職場における対策

職場暴力の防止対策について次のことを考慮すべきである。

・職員レベル

・サービスの限度量及び対応能力

・仕事量

・スケジュール

・職場の立地

・取扱い貴重品の保安状況

対応計画

職場暴力の状況と関連した問題を取り扱うため、暴力行為による心身両面にわたる影響に対処するため、また、職場暴力の影響を受けた者を支援するために、対応計画を策定することは有用である。これらは、将来、有用であることを検証されなければならない。これらの計画は、合理的に実行可能な範囲で、心的外傷後ストレス障害（ＰＴＳＤ）のレベルでの心身の深刻な問題を防止する対策を含まなければならない。

管理面からの支援

マネージメントは、職場暴力の影響を受けたすべての労働者に対する支援を提供すべきである。特に、マネージメントには次のことを含まなければならない。

・暴力と関連した問題の直接的影響を取り扱うこと。
・可能な場合には、休暇を取らせることにより職場暴力の影響を最小限に留めること。
・被害を受けた労働者の直接の家族に直ちに連絡すること。
・必要な場合には迅速に内部調査を開始すること。

個人に着目した治療及びその他の対応

訓練と意思疎通の強化に加えて、職場暴力の防止を図り、個人の回復を図るため次のような対応をしなければならない。

医学的治療

支援可能な場合には、労働者代表との協議の上で、不安を話しあう機会あるいはその他の支援、例えばカウンセリングや心理学的治療による支援は、直接的又は間接的に職場暴力の影響を受けたすべての者に有益である。

面談

可能な場合には、使用者は、労働者代表との協議の上で、職場暴力を受けた労働者に面談を行わなければならない。その内容には以下のことを含む。

・暴力の影響を軽減するために個人の体験を話させること。
・何が起こったのか理解し整理し、職場暴力を受けた者を支援すること。
・落ち着かせることと支援の申し出
・事実の解明と情報提供
・利用可能な支援の説明

職場暴力に関する事項についての職場における教訓

使用者は、労働者及びそれらの代表と協力して、次の事項を含む職場暴力に関する事項についての戦略的学習プロセスを策定しなければならない。

・職場での計画、実施及び評価から得られた教訓を学ぶこと。
・職場暴力に効果的に対応するための職場文化、職場組織及び職場環境の質を見直すこと。
・職場暴力を撲滅でき、作業環境を改善できる職場で実施されているリスクマネージメントサイクルを活性化すること。

このような活動は、サービスの質、生産性及びディーセントワークを向上させることにも寄与できるものである」。

✣韓国の感情労働問題

韓国では「職場の暴力」を「感情労働」と捉えて取り組みが進められています。新聞報道からはILOの実施基準案を活用しているように捉えられます。日本における取り組みのヒントもたくさんあります。

「感情手当」でなく「感情休暇」を

一一年一一月二八日付『ハンギョレ新聞』です。

「お客さんに悪口・セクハラ・人身攻撃を受けてもじっと耐え、笑って答えなければならないサービス業労働者の〝感情労働〟に対して、その深刻性を認め適切な補償をしなければならないという共感が広がっている。

二七日、化粧品販売会社の〝ロレアルコリア〟労組などの話を総合すれば、この会社の労組は関連業界で初めて来年度団体協約要求案に〝感情休暇〟制度を導入する方案を用意し去る一〇日に会社側に提出した。

この要求案には年次休暇とは別に〝年六回（有給）感情休暇を実施する〟という内容が含まれた。イ・ウンヒ ロレアルコリア労組委員長は『二〇〇六年から感情労働にともなう手当てを受け取ったが、感情労働者のストレスを緩和・解消する実質的な方法としては限界がある』として感情休暇の推進背景を説明した。

感情労働とは顧客満足のために自身の感情を抑制し、常に親切な表情と語り口で応対しなければならない労働形態を意味する。販売・サービス業の競争が熾烈になる中で労働者に過度な親切を要求する傾向が増え関連業種従事者らのストレスとうつ病が激化している。昨年一一月、民間サービス産業労組連盟が労働環境健康研究所とともに民間サービス労働者三〇九六人を対象に職種別うつ病程度を調査した結果、専門的な相談が必要な重症以上のうつ病が化粧品販売員の場合、三三・七％、カジノディーラー三一・六％、レジ二六・五％と現れた。これは事務職の二三・九％、施設職二三・七％より高い数値だ。

ロレアルコリアをはじめとする一部販売・サービス会社では状況の深刻性を認め、すでに数年前から労働者らの感情労働価値を認め〝感情手当て〟を支給している。

「チョン・ミンジョン民間サービス産業労組連盟女性局長は『二〇〇六年には事業主が感情労働を認識すらできない状況であったし、労使共に適切な代案を見つけられないまま感情手当を導入した』として『だが、連盟も手当支給が本質的な代案ではないと認識し、来年から連盟傘下事業場に感情休暇制度が導入されるよう推進する計画』を明らかにした。

しかし、感情労働問題を根本的に解決しようとするなら労働者に休暇や手当てで補償する次元を越え、社会的認識変化のための努力が必要だという提案が出てきている。これに伴い、国家人権委員会はサービス業事業主を対象に〝感情労働ガイドライン勧告案〟を用意して今年中に発表する予定だ。勧告案にはひざまずいて注文を受けるなどの行き過ぎたサービスを規制し、お客さんが悪口・暴行などを働いた場合、事業場で対処する基準などが盛り込まれるものと見られる」

感情労働者の保護を

二〇一三年一月一四日付の「毎日労働ニュース」です。

「労働環境健康研究所・仕事と健康は、一一日午後、『二〇一三労働者健康権フォーラム』を開催した。キム・テフン感情労働研究所所長は『感情労働をするテレマーケッターの場合には電話を先に切る権利を与え、無理な要求をする顧客には一方的に謝らない権利を与えなければならない』とし、『感情労働の強度が高い職種の場合、定期的に休息を取って精神的な配慮が受けられるように制度的な補完が必要だ』と話した。……

サービス連盟は感情労働者・消費者・政府・企業のそれぞれの役割を提案した。感情労働者は自分の自尊心を高める認識を持って、消費者は感情労働者に対する認識を切り替えて、政府は産業災害認定によって、感情労働者を保護することを要求した。

特に企業には、▽安全保健専門担当部署の設置、▽社内心理相談室の運営、▽事業場内の悪口と暴言防止対策作り、▽顧客によるセクハラ予防マニュアルの普及を要請した。

感情労働を認められるための法制化に関する議論も続いた。シム・サンジョン進歩正義党議員は、昨年一〇月に感情労働による精神的疾病を労災と認定する内容の産業災害補償保険法改正案を代表発議した。イ・ソンジョン・サービス連盟政策室長は『感情労働が労働とキチンと認められるためには、労災法の改正と共に、勤労基準法と産業安全保健法も改正されなければならない』とし、『感情労働の実態を広く知らせ、法律改正案通過のための署名運動も進める計画である』と話した。

この日のフォーラムでは、韓国道路公社が昨年一〇月に宣言した感情労働者人権保護憲章が注目された。憲章には、▽感情労働者が悪性の顧客から人格的な侮辱を受けないような対処対策の樹立、▽心理治療プログラム支援、▽標準化された顧客応対指針の提供、などが盛られた。

キム・ミンジョン国家人権委員会・差別調査課・女性人権チーム調査官は『人権委員会は、各会社に感情労働者の人権保護憲章を作るように奨励している』とし、『今年中に女性感情労働者の人権向上の法制度改善勧告案を作る計画』と話した」

二〇一三年六月二八日付の「毎日労働ニュース」です。

「安全保健公団は感情労働に苦しめられるデパート労働者が、健康に働けるように支援に取り組む。公団は二七日午前、ロッテ百貨店、新世界デパート、ハンファガレリア、現代デパート、AKプラザデパートと『安全なデパート造りの業務協約』を締結した。協約は最近協力業者に対する大企業の災害予防責任が強調されている中で行われたもので、これよって公団は感情労働に伴う職務ストレスを予防するための『自己保護マニュアル』を開発・普及させ、各デパートは協力会社と一緒に共同の安全保健プログラムを運営することに同意した。公団と各業者は『安全誓約運動』共同キャンペーンも展開する。

公団によれば、流通産業を含む卸・小売業の産業災害が持続的に増加しており、協力業者の労働者に被害が集中している。協力業者の労働者が主として配置される建物清掃と施設保守、駐車場管理などの業務に事故が集中しているのが実情だ。

一方、全部で五五〇万人と推定されるサービス・販売労働者の中で、顧客を直接相手にする労働者は三五〇万人程度と把握されている。自分自身の感情とは関係なく顧客と応対する業務の特性上、顧客の言葉の暴力などに因る精神疾患の問題は深刻だ。長時間立って働いて筋骨格系疾患を訴える労働者も少なくない。

ペク理事長は『顧客が王様なら、従業員も王様だ』。『今回の協約締結を契機にデパートの安全保健水準が改善されることを期待する』と話した」

✣日本における職場の暴力

「お客様は神様です」

日本社会は個性を無視する傾向があり、感情を抑えるのが美徳と捉えられています。感情労働での対応は、低姿勢での対応と担当者個人のスキルアップで解決することがマニュアルになっています。営業やサービス業の労働者は「笑顔はタダ」と作り笑顔を強制されます。労働者は相手を選べません。結果は運・不運の問題です。労働者の精神状態は日常からかい離させられます。

客の多くも職場でストレスを抱え、その解消を営業やサービス業労働者に向けます。労働者が労働者をいじめています。悲しいことです。

会社は労働者に売上高のノルマを課します。労働者は商品を売り付けるため低姿勢で、作り笑顔で対応します。相手は「買ってやる」という姿勢で値切ります。売る側は売上高を伸ばすために譲歩します。ますます客をのさばらせます。売る側と買う側に上下関係ができます。

このような行為は、労働者の賃金そして感情をバーゲンセールすることになってしまいました。心身を壊しながら労働の安売りをしています。商品の価格破壊ではなく、労働の価値を破壊しました。労働条件の悪循環と労働環境の悪化をもたらしています。

またトラブルが拡大すると、上司やほかの労働者は、個人の問題として最初に対応した労働者を悪者にして謝ります。顧客を逃がさないためです。最初に対応した労働者は二重に自己が否定されます。ストレスが募っての体調不良は〝自分持ち〟です。

労働者の感情破壊攻撃は営業社員やサービス業労働者以外にも、病院、鉄道、学校、行政機関の窓口などに広がっています。その行為は暴力です。

病院では、患者からのわがまま、嫌がらせ行為への対応策はかなり前からとられ、研修会なども開催されています。

国鉄の分割民営化の後、鉄道労働者への暴力が増大しました。

行政改革・「小さな政府」攻撃は公務員バッシングを加速させ、今も続いています。賃金が高すぎるという攻撃は、民間労働者の賃上げを抑制させる効果もありますが民間労働者は気が付きません。また公務労働において非正規労働者が増大しています。行政の窓口は非正規労働者が多く配属させられています。ある市の精神疾患による休職者は窓口担当職員と人事担当者に集中しているという実態があります。

二〇〇七年頃から学校でのモンスターペアレントが社会問題になっています。教育委員会や学校は教師を守りません。学校現場はますます萎縮していきます。

労働者がサウンドバックにされています。

鉄道における「職場の暴力」――「理由なく突然に」襲われる

二〇一三年一二月一一日、国土交通省は二〇一二年度の「鉄道係員に対する暴力行為の実態調査結果及びその対策について」を発表しました。これまでは日本民営鉄道協会など全国二六社のデータが発表されていました。国交省による全鉄軌道事業者を対象とした調査は初めてだといいます。調査結果は、全国で暴力事件が九三二件発生しています。都道府県別では、東京都三〇二件、神奈川県九三件、愛知県七二件、埼玉県七一件、大阪府五八件、千葉県五三件などです。暴力事件とは被害者が治療を要した事件です。それ以外の暴言や嫌がらせ、暴行は日常的に発生していてその何倍の数になるかわかりません。

調査結果は具体例一〇を紹介していますがそれ以上詳しいことはわかりません。


日本民営鉄道協会やJR各社、都市交通などは毎年鉄道の駅や車内での駅員や乗務員への暴力行為の件数を二〇〇五年から発表しています。

二〇〇六年度六六七件、〇七年度七五一件、〇八年度七五二件、〇九年度八六九件、一〇年度八六八件、一一年度八四五件と増加の傾向にあります。

民鉄協は、場所、曜日、時間帯、原因、契機、飲酒の有無などの分析をしています。

曜日別では週末から休みの曜日にかけてがやや多く、時間別では深夜時間帯が圧倒的で、日中の三倍程度に及んでいます。発生事由では「迷惑行為の注意」「理由なく突然に」「酩酊者に近づいて」の順で、かなりの割合を占めています。世代別では、二〇代は減少傾向にありますが、中堅層が増加しています。そして加害者を補足できずに逃げられてしまったと思われる事例が増加しています。

七五％が「飲酒あり」の状態で暴力行為に及んでいます。「理由なく突然に」の多くが「飲酒あり」で、酒の勢いで衝動的に行為に及んでいると言えそうです。


JR東日本八王子支社が二〇一一年にとった対策です。
・首都圏の私鉄、警察とタイアップした「暴力行為防止ポスター『暴力はすべてを壊す』を作成し、駅構内や車内へ掲出しました。
・警察直通通知装置を昨年の五三駅から二九駅増やし八二駅としました。
・ガードマンによる駅の巡回を強化した。
・吉祥寺駅および武蔵境駅では武蔵野警察署の指導をいただき、護身術の訓練を行いました。
・社員への暴力行為に対して被害届を提出するなど、毅然とした対応を取ることを徹底しています。

「利用者は鉄道職員より偉い」


国交省発表の具体例の一つです。

「六月の水曜日二四時、加害者は四〇代で酒を飲んでいます。駅務機器に異常があり、駅係員が処置終了後、待たされたことに腹を立てた旅客が暴言を吐きながら謝罪を求めてきたところ、駅務係が両肘をついて謝罪したとき、当該旅客に後頭部を強く踏みつけられた。（全治一〇日間）」

詳細はわかりませんが、駅務係は両肘をついて謝罪しています。

具体的例からは、世相が見えてきます。

酔っ払いが多くいます。酒を飲むと平常心を失い、強がりをいいながら乗り越しなど自分の失敗の憂さ晴らし方法を探します。酔った勢いでしか自己主張できず、日頃の鬱積した気持ちを抵抗しない他者への攻撃的行動で爆発させます。

失敗に遭遇した時、回復、脱出方法を探るのではなく、「立ち往生」している姿です。解決策を探す行為や支援要請に向かうことを思いつかない（つけない）、日常的に孤立して追い詰められ、脱出できない状況におかれている姿そのものです。攻撃性は慢性的挫折が日常化しているなかから出る反応です。だから手加減のない力を発揮します。

酒を飲んでいなくても、会社ではおとなしい利用者が、社外に出ると攻撃性を表出します。職場での我慢・不満・鬱積の発散を帰宅途中でのサービス業に従事する労働者などに衝動的に転化させてしまっています。無意識のうちに憤懣をぶつけても無視をしない、反撃しない、相手にして主張を聞いてくれる対象者を探し、ささいな出来事に因縁をつけて逃がしません。

労働者が自己の存在を主張する場が奪われています。認め合える同僚や仲間がいません。このような利用者の行為は自分の言い分を聞いてほしい、自分を認めてほしいという社外でしかできない自己主張です。自分の要求が通ったからといって攻撃を終了しないで次から次へと要求します。我慢・不満・鬱積の元凶にぶつけるのではないので問題が解決しないからです。人が恋しいということの裏面です。

暴力行為や相手の人格・人権を否定する言動にまで至ります。自分の人格が否定されている姿を鏡に映しているようなものです。労働者の奪われた尊厳は、他者の尊厳を破壊する方法では回復しません。

このような行為は職場からの連鎖反応です。会社や社会の競争主義、分断政策、孤立化政策のひずんだ現象です。労働者同士、人間同士、お互いへの思いやり、立場の理解ができなくなっています。

利用者は鉄道職員より偉いと思っています。サービス業に従事する労働者を見下しています。社会の私物化です。

では鉄道職員が反撃したらどうなるでしょうか。世論は、おそらくやりすぎ、立場をわきまえていないという理由で職員を批判します。サービス業に従事する労働者の地位はやはり低められています。

しかし、鉄道職員が一方的にそのような対象にされるのでは、たまったものではありません。対策の中に、暴力や暴行、暴言、嫌がらせなどの攻撃に我慢を強いられる労働者へのケアが盛り込まれていません。事件が終了すると何ごともなかったように業務が再開されています。それでは被害者である労働者の尊厳が回復されていません。その結果、休職者、退職者が出ています。

全従業員からインタビュー調査して行動計画書を作成

顧客とのトラブルをなくすことは出来なくても減らすことはできます。

鉄道労働者への暴力行為に対する解決に取り組んだオランダの例が『朝日新聞』二〇〇九年一一月一七日から三回にわたる連載『欧州の安心　心を癒やす』で紹介されました。

オランダでは二〇〇四年に労働環境法が改正され、二〇一〇年までに全事業所を国の労働環境局の職員、日本でいうと厚生労働省の職員が査察することになりました。

二〇〇五年二月に労働環境法が改正され、査察は職場環境改善を優先課題として取り組むことを決定しました。職場環境については、メンタルヘルスケアにとっていい職場環境を作ろうということで四つの優先事項を決定しました。一つ目は労働災害、二つ目は心理的職場環境、三つ目が騒音、四つ目が「筋骨格系障害」です。

二〇〇七年四月から、全事業所を対象に査察が始まりました。査察の結果は、労働環境局のホームページで全事業所名を〝スマイリーマーク〟とどこがどう悪かったのかの内容を公表されます。日本のＪＲに当たる国鉄ＤＳＢコペンハーゲン中央駅を管轄するサービス部門への査察がありました。

二〇〇七年一〇月の査察は、二人の査察官が約四時間にわたって従業員に職場の状況を質問し、その結果、特に駅員の心のケアのあり方に問題があると判断しました。

心理社会的職場環境として何が悪かったのか。その後二回の査察で、日本でも同じですが、駅は酔っ払いや薬物中毒者が多く、駅員が注意すると殴られたり暴言を吐かれることが絶えないという実態が明らかになりました。そのために職員は年間平均一八日間の病気休暇を取るという劣悪な職場環境でした。

二〇〇八年三月、改善通知を受け取り、問題がある〝黄スマイリー〟が公表されました。ＤＳＢはわかりましたとすぐ行動計画書を提出したのではなく、まず八〇人の全従業員にどんな心理的負荷を受けたか、どうやったら解決すると思うかとインタビュー調査をしました。それをもとに二〇〇八年六月から行動計画書を作成して実行に移しました。

行動計画書の内容は、今までは駅で寝ている人に「駅が閉まるからでて行け」と言うと頭をバンと殴られたりしていたのを、「ここで寝ていると危ないですよ」と対処方法を学んでソフト路線に変えました。酔っ払いや薬物常習者らのいざこざを仲裁しようとして暴力や暴言が吐かれた場合は仲間同士で慰めあう、話を聞く機会を設けるというように、痒いところに手が届くような約二〇項目の綿密な行動計画を作って実行したそうです。

その結果、それまで暴力事件が年間約三〇件起きていたのが三分の一になり、病気休暇が九日間に半減したという効果がすぐ出たそうです。

労働環境局に査察を要請し、再評価の結果二〇〇九年九月に〝緑スマイル〟の企業としてホームページに公表されました。

日本と比べてヨーロッパ、特にドイツはサービス業務の社会的地位が高いといえます。というよりそれぞれの労働者は対等です。労働者はそれぞれの職能にプライドを持ち、お互いを尊重し合います。だから営業活動においても〝押し売り〟、〝押し付け〟はしません。

日本では労働者全体の社会的地位向上がまずはかられなければなりません。

行政窓口での職場の暴力――生活に直結する部局の窓口で発生

行政窓口でのトラブルがエスカレートして深刻になっています。

二〇一三年七月一二日、宝塚市役所にガソリンを入れたワインボトルに火をつけて市職員に投げつけた住民が現行犯逮捕されました。この住民は、一二年一一月五日、税滞納で差し押さえ処分を受けたことで市役所一階の市税収納課を訪れ、対応した職員二人に「俺よりもっとひどい目に遭わせてやる」「お前らの家族も覚えとけよ」などと脅し、カメラ付き携帯電話で顔と名札を撮影していったといいます。

市は九月二日に検証委員会の中間報告を発表し、再発防止策として、防犯ブザーや防犯カメラを設置する方針を示しました。防犯ブザーは、職員が暴力や脅迫などの行為を受けた際に押して周囲に危険を知らせるシステム。市税収納課などが入る庁舎一階の執務室に設置後、順次全庁に広げます。ブザーの通報先は警備員室、警察ＯＢの嘱託職員などを検討しています。

一三年一〇月三一日、東京都千代田区役所で、戸籍謄本の発行を申請した住民に男性職員が身分証明書がないと発行できないと説明すると「目ん玉くりぬくぞ。表に出ろ。土下座しろ」などと怒り、「俺の時間をどうしてくれるんだ」と詰め寄って職員に土下座を強要し、頭を踏みつけるなどをして逮捕されました。

いずれも生活に直結する部局の窓口で起きています。

最初から暴言を吐いたり暴行を働く住民はいない

行政機関の窓口に住民は様々な用事で訪れます。

証明書発行など簡単な手続きの住民がいます。生活上の問題でどうしたらいいか、制度や手続きを教えてほしいと相談にくる住民がいます。生活に追いつめられて何とかならないかと懇願する住民がいます。自分が抱える問題を取り扱う部署はどこなのかわからない住民がいます。複雑で一カ所では対応できない事案もあります。また、わざとトラブルを持ち込む住民がいます。

抱えている不安を解決したいと思っている住民が、最初から自分がトラブルを起こして不利になることを目的にしてくるはずがありません。経過があって暴言や暴行に至ります。住民はみな制度や手続きを熟知しているわけではありません。つっけんどんな対応をされたり、そんなことも知らないのかという態度を示されたり、質問には回答するが助言がない不親切な対応に、最初は冷静に話をしていても不安感に不快感を重ねて少しずつ不満を募らせて大声を出してトラブルを発生させたというケースが多々あります。

行政は、窓口職員が余計な話をするとかえって混乱させたり、違う視点から突っ込まれる危険性があるということで最小限の会話しかしないことが防御策になっています。しかし住民にとっては「どうしたらいいのか」の質問に回答が返ってこないのです。門前払いと受け止めます。

生活に追い込められて何とかならないかと懇願する住民がいます。現在の政府の政策や制度の限界に直面することもあります。住民の側に非があるわけではありません。住民にとっては相談するところは行政窓口しかないので苛立ちます。行政窓口は政府の末端機関なのです。このような場合、窓口職員は心情的にだけでも住民の側に立つことは可能です。住民に共感しながら限界の説明をする必要があります。

自分の都合に合うように制度の拡大解釈を要求するなど無理難題を押し付けて何とかしてくれと懇願する住民がいます。その場合は、制度の本来持つ意義と公平な運用を説明する必要があります。住民は懇願ではなく、自分の主張が達成しないと不満を繰り広げたり、怒りを爆発させて強制したり、矛先を変えて公務員バッシングを展開したりします。このような行為は「暴力」です。最初の要件についての説明を切り返してもそれ以外には触れず、違法行為の強制には応じられないときっぱりと拒否する必要があります。懇願か強制かの判断が必要です。窓口職員の対応に対する批判は難癖です。反論するとトラブルを拡大します。

自分が抱える問題を取り扱う部署はどこなのかわからない住民がいます。その場合に起きるトラブルが〝たらい回し〟です。住民の切実さに共感しながら抱えている問題を分解して制度説明とそれぞれでの手続きが必要なことを説明します。複数の部署におよぶ場合は連絡を取り合って連携するなど相手の立場に立って簡単に「門前払い」をしないことが必要です。そのうえで無理なことに対しては無理と言います。

職員は非がなくても住民からクレームをつけられて攻撃を受ける場合もあります。職場や社会でのストレス発散対象になっています。このような場合は「行政対象暴力」としての対応が必要です。

「小さな政府」の犠牲者

「行政改革」「小さな政府」攻撃で自治体職員の数は急激に減少しています。その一方、非正規労働者は増えています。しかし絶対数では減少しています。

自治体で働く非正規雇用の数は、自治労の二〇一二年六月一日現在の調査では、警察や消防、教員などを除き、臨時・非常勤職員は三〇万五八九六人、正規職員は六一万九五四二人です。全体に占める非正規率は三三・一％です。未調査自治体を含めて換算すると全国の「非正規公務員」は約七〇万人と推計されます。

その結果、自治体が本来の機能をはたすことができない、公共サービスの劣化を招いている状況が生まれています。しかし住民は自治体職員の労働条件に関心を示すことなく、削減された人件費は住民への対策に回されると期待しています。この構造が自治体職員と住民との対立を生み出している要因にもなっています。

住民と直接接している中に劣悪な労働条件で働いている非正規公務員が多くいます。非正規公務員は正規職員と比べて情報量が少なく、業務内容に関する教育・研修すら満足に行われていないハンディを負っています。生活不安やストレスを抱えて訪れる住民への対応を生活不安を抱えた低収入の非正規公務員、委託労働者がしている現状があります。しかし共感できても要望や不満を受け入れる権限がありません。〝お役所仕事〟の「盾」の役割を担わされています。

この複雑な構造が住民と〝役所〟の距離を作り出しています。

非正規公務員は、低い労働条件、住民から不満をぶつけられ、「盾」の役割という三重苦の労働条件を強制されています。

福祉関連の窓口では、生活保護申請者を生活保護給付水準以下の非正規ケースワーカーが対応していることもあります。経済的に自立していない者が自立を提案します。ある自治体では「申請を受け付けるな」と言われているといいます。その結果、自分よりも収入が多い住民から不満や文句をぶつけられます。

「私はあなたのことを思って話をしているんですよ」

【例二〇】あるベテラン窓口職員の話です。

手続きの最中に住民が大声を出し始めました。

負けないくらいの大声で「私はあなたのことを思って話をしているんですよ。今日は駄目なものは駄目。だけどあと〇〇があれば大丈夫だからそれを準備してもう一回来なさい。それが一番早い解決です」。

住民は、持参した書類を放置して黙って帰ろうとしました。

「持ってきた書類は持ち帰ってください」

「また来るからあんたが預かっておいてくれ」

数日後、足りないと指摘した書類を持って訪れて、ベテラン職員を指名しました。

「この前は悪かったな」

これで手続きはスムースに進みました。

なぜ大声で反論したのかを尋ねました。

「他の職員がフォローしてくれることはあてにしていませんでした。自分で解決するしかありません」

「住民が困っているなかで、最善の解決策を提示したという自信がありました」

「自分はトラブルを大きく発展させたことはありません」

このケースは、住民が最初からトラブルを起こすことを目的としたものではないことを証明しています。

窓口職員全員がこのような対応ができるわけではありません。しかし、住民の心情を踏まえてどう対応するかの問題意識を共有することはできます。

自治体の取り組み

住民とのトラブルに対して対策の取り組みをはじめた自治体もあります。その一つです。千葉県は自治体としては取り組みが早く、二〇〇七年に『適正な行政執行の確保に向けて～行政対象暴力対応マニュアル～』を作成しました。

行政窓口等でのトラブルを「行政対象暴力」と表現し、「行政対象暴力とは、暴行、威迫する言動その他の不当な手段により、県に対し違法又は不当な行為を要求することをいう」と捉えています。内容は、県は一方的被害者の立場です。そしてあまりにも「お役所・官僚的」対応、上から目線、排除です。当時、行政対象暴力対策は公共事業を巡る贈賄・収賄や住民団体からの最初から無理な要請などを対象に検討されたのかも知れません。

行政対象暴力には毅然とした態度での対応が必要です。しかしこの『マニュアル』のような姿勢が今もさまざまな自治体の行政窓口で貫徹されているのも事実です。この通りに対応したらトラブルが発生するのは目に見えています。

トップから職員を守る姿勢をはっきりさせておく

行政窓口業務は、住民との対応が職務であるにもかかわらず、業務に関する法律や条例は熟知させても対応マニュアルを確立していないところが多くあります。

住民と窓口職員は立場が違います。何よりも切実さが違います。

よく窓口職員が住民から怒鳴られているのに上司も同僚も知らんぷりをしていたという不満を聞きます。そうすると対応は担当者個人のスキルしか頼るものがありません。穏便に解決すれば当然のように受けとられます。しかし、サポートがないままトラブルが拡大した場合でも、結局、個人の対応のまずさだけが問題にされます。しかも業務上、上手に対応するためのスキルを共有する機会もありません。

千代田区役所のケースで、男性職員をカバーする職員がいなかったとしたら、職員は二重にかわいそうです。サポートがないことは上司や同僚に対する不信感も発生します。

また、トラブルに発展してしまった事態に、上司が窓口職員を援助しようという意思を持ちながらも「職員が失礼なことをして申し訳ありません」と言いながら介入してくることがあります。しかしこのような対応は職員の尊厳を奪う対応です。援助ではなく敵対です。職員を支援するには「職員が失礼なことをしたとしたら申し訳ありません」です。

窓口職員と住民とのトラブルに〝被害者〟の立場だけの防衛策は解決策ではなく住民への敵対です。いつまでも住民と〝役所〟・自治体職員の対立が続きます。

住民にとって地方自治体の窓口は政府や都道府県と一貫したものなのです。窓口担当者は行政機関トップの対応を要求されているのです。窓口業務を監督する部署は、そのことを踏まえ、行政機関として一体感を持って対応する必要があることを確認する必要があります。

その上で、住民からの理不尽な要求に対しては、まずトップから職員を守る姿勢をはっきりさせておく必要があります。最終的責任はトップが負うというアピールです。

そのうえで対応スキルが必要となります。

学校での職場の暴力――上司は知らんぷり

地方の教員からの相談です。

保護者が、授業が開始しているにもかかわらず長時間電話で次から次へと難癖をつけ続けることがありました。事情を説明したり、譲歩したり、納得しない謝罪をしたりしながら対応していました。教頭は近くにいても知らんぷりです。

やっと切ることができた時、教頭から「いつまでもたもたしているんだ。早く授業に行け」と怒鳴られました。

憤怒をぶつけられた側には、恥の感覚と挫折感が入り混じった独特の屈辱感が生じます。そこから回復するには仲間、理解してくれる人との会話が必要です。その逆で追い打ちが行われました。その後教員は、自信を失い、体調を崩して休職に至りました。

教職員が個人で解決しかねる場合でも、管理職は学校全体の問題と受け止めることや指導をしないで力量不足という評価で責任転嫁することが多々あります。校長、教頭は教育委員会やマスコミを気にしながら自分を守ります。

モンスターペアレントは暴力です。学校全体で対応する必要があります。

今、モンスターペアレントが深刻な社会問題になっています。

父母が些細な問題や学校に関係ない問題について子どもを盾にストレス発散の対象にしたり、自分の価値観を押し付けてきます。教職員は一人で過重な対応を迫られます。そもそも不可能な要求もたくさんあります。しかも即応性を求められます。

問題が発生しても、周囲の教職員は見て見ぬふりをすることでトラブルに巻き込まれることを回避しています。フォローがない状況のなかで孤立し、問題を拡大させてしまったりします。支援が期待できない中で、表情や言葉の「身構える姿勢」が保護者に「嫌な顔をされた」と感じさせてしまったりして、余分な誤解をさせてしまいます。「教育委員会に言う」「マスコミに曝露する」と脅されます。

学校としての対応が確立していれば、保護者からの無理難題の要求については、一人の教職員に対する要求・苦情ではなく学校全体への要求として捉え、学校としての見解を伝えて毅然とした対応をとることができます。教職員を守ることができ、教員も支援を期待できます。

対応する学校や教員の側の意識改革対策

東京都教育委員会は二〇一〇年一月、学校の教職員向けに『学校問題解決のための手引』を作成して発表しました。

「作成の背景及び目的」は、「昨年度実施した『公立学校における学校問題解決施策の検討に関する実態調査』では、学校だけでは解決困難なケースが約一割の学校で発生していること、また、そもそも学校の初期対応に課題があり、要求を理不尽にさせていく事例が半数以上あることが明らかになった」「学校問題の未然防止や解決に当たっては、初期対応をはじめとする学校の組織対応能力の向上が極めて重要である。学校が保護者や地域の方々と共に『相互協力』していく関係を築けるよう、教職員に啓発を図るため、『学校問題解決のための手引』を作成する」ことにあります。

そして「このように手引書は、決して『モンスターペアレント対策』などではなく、対応する学校や教員の側の意識改革を求めたもの、と言えます。

ただ、人の話を『聴く』ことや、クレームの裏にある本音を察することは、気持ちの余裕や体力がないと、難しいものです。

学校・教員と保護者・一般社会の間の意識がずれつつあることも確かですが、子どもや保護者と十分に対応できる時間を、教員が持つことも大切です。意識改革と同時に、教員の多忙化解消を図る施策も不可欠でしょう」とあります。

結局、この都教委の手引は、教職員と学校に、保護者の受け入れと我慢できるくらいの忍耐力、余裕や体力を自分で身につけろ、そして自分で解決しろと説いています。「お客様は神様です」の姿勢に徹しろという業務命令です。

ヨーロッパは「シチズンシップ教育」、日本は「国民教育」

フランスの学校の状況です。

「英仏の学校は顧客主義ではない。

二〇〇五年一〇月五日のフランス国営テレビニュースによると、オワーズ県の軽罪裁判所で、子どもの非行のかどで両親が禁固一カ月の判決を受け、収監されたとのことである。七歳から一五歳までの八人の子供が村の秩序を乱し、うち一人に関しては、その学校での行状に憤った保護者たちが学校を封鎖してしまったほどであったらしい。

学校を封鎖した保護者たちは、学校に抗議していたのではない。教師に対してさえ身体的な暴力や言葉の暴力を振るうような子供を放置している親に抗議していたのだ。

当然のことながら、親権という権利を持つ者こそが、子供の教育に対して第一義的な義務と責任を負うからである。だから、フランスでは、暴力的な生徒がいた場合、職場の安全が確保されるまで教師たちが仕事を拒否することさえある。

なお、フランスでは、禁固刑になるのは極めて珍しいが、毎年一〇〇人ほどの親が自分の子の教育怠慢（carence educative）で有罪宣告を受けているとのことである。イギリスはさらに厳しく、有罪の件数も多く、量刑も重いらしい。たとえば、二人の子供が学校を休んで小さな万引き（petits larcins）をしたことで、その母親が有罪となったという事例すらあるのだ。いずれにせよ、イギリスやフランスでは、生徒と保護者は学校のお客様ではないのである。」（『日本とフランス　二つの民主主義　不平等か、不自由か』薬師院仁志著　光文社新書）

フランスやイギリスの学校と日本はなぜここまで違うのでしょうか。

フランスやイギリスの学校教育は「シチズンシップ教育」です。市民社会の構成員を育成していいます。そこでは教師と保護者は子どもの教育に「横」に連携して責任を負います。教育環境の整備は双方にとっての義務です。

日本は「国民教育」です。教師は、国家—文部省—教育委員会—学校—教師という「縦」の構造の末端で児童・生徒を国家の国民として育成します。この構造は国家と教育制度の管理体制です。維持するためには教師の人間管理と〝思想管理〟が必要となります。教師は一人ひとり管理されます。

日本の学校教育に保護者は含まれません。保護者会は学校のサポート組織になっています。だからモンスターペアレント対策は、児童・生徒を経由した生徒指導の一環でしか捉えられていないのです。

学校と、学校教育の構成員でない保護者との間で児童・生徒を巡ってトラブルが発生するのはいわば必然です。また、保護者が学校教育に関心を示さないことも批判できません。対等な立場での学校への参画を拒否しているからです。

双方の間で現場の教師は日々苦闘を強いられています。

「先生方は一生懸命やっていた」

教師がこのような状況におかれている状況の中で児童・生徒のいじめが〝起きないはずがありません〟。

二〇一一年一〇月、滋賀県大津市の中学校で二年生の生徒がいじめを苦にして自殺しました。「大津いじめ事件」です。当初学校と教育委員会は事態に気づかなかったと主張しました。しかし、問題が大きく報道され、大津市は市長のもとに「第三者調査委員会」を設立して調査にのりだしました。二〇一三年一月三一日「第三者委報告書」が発表されました。

その中には「学級規律の乱れというういじめが日常化し、いじめが透明化していた」「重篤ないじめが発生しても、荒れたクラスからはいじめを抑制する力が失われていた。担任も同様の状況に陥り生徒を救い出すことができなかった」と記載されています。クラスの荒れといじめが同時進行したため、いじめが日常の中に埋没し、男子生徒が絶望感を深めていったのでしょう。

発表の時に記者会見した委員は「先生方は一生懸命やっていたが、なかまとともにやろうという態勢がなかった。そのことをしっかりと振り返ってもらいたい」と話しました。

これは当該の学校だけへの提言ではありません。

「第三者委報告書」は、学校だけでなく、教育委員会や文部省に対する要請事項も盛り込まれています。いわば現在の学校が抱えている問題を指摘しています。

地元の新聞社の担当記者の講演です。

「今回のいじめの本質は何でしょうか。

いじめはどこでも起こるという認識が欠如しています。だから未然に防ぐという対策がありません。あるのは『いじめはあって欲しくない』という願望です。だから絶対的力関係があるにもかかわらず喧嘩ではないと片づけました。

問題を大きくしても解決しようという心掛けが欠けていました。だから保護者を巻き込んで解決を探るということがありませんでした。外部から閉鎖されているから陰湿ないじめが起きます」。「いじめはあって欲しくない」は対応業務が増えるということだけではありません。校長―教育委員会からの管理不十分の評価や処分を恐れてです。「保護者を巻き込む」は現在のどこの学校においても問題外です。構造の外の存在だからです。「外部から閉鎖されている」は、日本の学校教育の本質です。

外部からは見えませんが、児童・生徒のいじめだけでなく、教職員はさまざまなトラブルが発生する構造の中に置かれています。解決にはこの構造にメスを入れなければなりません。

「現在の学校職場はストレスフル」

日教組女性部の取り組みを佐野由美日教組女性局長が『女も男も』（労働教育センター刊）の「職場のいじめ・パワハラとメンタルヘルス」特集号に、教職員が体調不良に陥る原因は、児童・生徒への対応、管理職や教職員間の人間関係、父母への対応、それらが関連していると書いています。

「現在の学校職場は、とてもストレスフルです。社会の状況の厳しさが保護者の生活にも影響し、子どもたちの生活や教育にも影を落としています。さまざまな子どもたちや保護者の声に対応することが求められる現状がありますし、熱心であればあるほど一生懸命何とかしようと頑張ります。本来の教材研究にとりくむゆとりがない現状があります。一般の教職員にとっても管理職にとってもストレスのかかる職場になっています」。

体調不良者の増加ははっきりした原因があるといいます。

兵庫県教育委員会の「パワーハラスメントの防止に向けた取り扱い指針」のなかのパワーハラスメントになりうる言動例は、1攻撃する、2否定する、3強要する、4妨害する、に分類して具体例を数項目ずつ載せています。

1　攻撃する。
児童・生徒や他の職員の前で大声で命令したり、声高に叱る等、見せしめに類する言動をする。

2　否定する。
校務を進めるにあたり、担当者を無視し、その者を職場で孤立させる。
職員個人に対する評価（あいつはダメだなど）を他の職員や保護者に吹聴する。

3　強要する。
困難な保護者の対応を「自己責任」として一個人でさせる。

4　妨害する。
仕事上必要な情報や助言を与えない。

保護者の問題も指摘されています。

このような中で、女性組合員を中心にパワハラへの取り組みが開始され、兵庫県を皮切りに大阪府などでパワハラ防止指針が作成されていきました。

佐野さんは、なぜ女性たちが取り組みに立ち上がったかについて四点あげています。

一つは、従来からセクハラについて女性が当事者として予防や対策に取り組んできた。

二つめは、女性であることを理由とする理不尽な対応にぶつかる経験を持っていて、ハラスメントに敏感になっている。

三つ目は、女性は男性と比べて、雑談のなかで職場の様子などをよく話して情報交換をしている。

四つ目は、女性は職場や家庭のなかでもケアする立場を担うことが多いという現実が関係している。

泣き寝入りをしない、おかしいことはおかしいと言い合いながら、体験を活かして実態に対応すると具体的対策が可能となります。

男性にとっても身近で起きていることです。避けることは解決を遅らせることにしかなりません。孤立しない―声に出す、孤立させない―声をかけるの関係を作っていくと早期解決になるという提案です。

解決に向けて

マニュアルは、誰かが勝手に作ったものを通達したり、また内容が個人的解決方法を押し付けるものであったりしては有効性を持ちません。職場、職務での共通の課題として現場の意見を取り入れて、解決策をみんなで探り、納得して共有化できるものでなければなりません。そして働いている労働者の尊厳を守り、心身共の健康を守り、安全な職場環境作りにつながるものでなければなりません。

しかし同じような課題を抱えながら対策機関はそれぞれで、対応方法はばらばらです。労働者が分断されている姿そのものでお互いの連携がありません。たとえば鉄道労働者に対する職場の暴力は国交省、行政機関の窓口トラブルは総務省と各自治体、モンスターペアレント対策は文科省と教育委員会、医療機関での患者からの暴力対策は医療経営者です。それぞれまず運営主体・経営を防衛する視点から対策がとられ、労働者への対策は二の次です。

対策には、ＩＬＯや韓国のサービス連盟が具体的に提案しているように、労働者・消費者・政府・企業それぞれの役割があります。解決方法としては、クレームや攻撃は起こることを前提に対策を取る必要があります。

まず企業・使用者は、トップから職員を守る姿勢をはっきりさせる必要があります。最終的責任はトップが負うというアピールが必要です。そのうえでトラブルが発生した時のサポーター体制を確立しておくことが必要です。ましてやそこでのトラブルを評価の対象にしないことが必要です。そうすると労働者は少しは安心して対応できます。
しつこいクレーマーにははっきりと「業務妨害」「暴力」であると提示し、企業・使用者は労働者に、顧客との対応を拒否する決定権限を与えることが必要です。「感情労働者に不当要求拒絶、謝らない権利を付与せよ」「電話を先に切る権利を与えよ」のようなことをマニュアル化する必要がありますクレーマーは一歩譲歩すると二歩付け込んできます。クレーマーの顧客が減っても企業の売上高は大きく減少しません。むしろクレーマーに対応している時間はチャンスロスが発生しています。

そのうえで労働者は、心構えが必要です。
・自分に向けられたものだとは思い過ぎない。
・相手の社会に対する不満がたまたま自分に向けられていると理解する。
・相手の感情に巻き込まれない。弁解しない。その方が早く終了する。
・後で誰かにその時の状況を、感情を含めて話して聞いてもらう。
・終了したら休息をとる。
・体験を共有化する。
です。

職場のトラブルが治まったからといって解決したということではありません。対応した職員へのいわれのない攻撃、正義感、価値観、自尊心への攻撃は放置したら傷は癒えません。労働者としての誇り、労働の誇り、喜びを奪われます。身体的打撃を受けた場合はトラウマに襲われて労働が恐怖になることもあります。有能な労働者を失うことになります。

人格の回復のための心のケア、同僚等の支援が必要です。労働者の言い分を聞き直し、対応の正当性を共有しあって回復に向かわせる必要があります。そして休養を保障する必要があります。各職場に他からは干渉されない休憩室が必要です。

「感情労働者に不当要求拒絶、謝らない権利を付与せよ」を遂行することの一番の効果は、労働者の尊厳を守り、心身の安全を守り、労働環境が改善されることです。

「客室乗務員は通常二人ひと組で仕事をしており、……この仕事がある部分で『感情トーン』の巡興行であって、……友人との会話やからかい合い、冗談のとばし合いによって維持されているからである。事実、お互いにからかい合うことによって、客室乗務員たちは、人間関係に関わる重要な作業をしているのであり、……。同時に、自分自身が正常な精神状態にとどまっていられるように、冷やかし合う」(『管理される心――感情が商品になる時』)

職場の中で横の人間関係が構築されるとこのようなことが可能となります。

第七章　解決に向けて

✣ＥＵの取り組み

ＥＵはリスク管理から開始した

ＥＵの政府と使用者は、一九九〇年代からメンタルヘルスケアや〝いじめ〟問題についてリスク管理の問題から取り組みを開始しました。

「休職者や失業者は、生産性はゼロ。納税しない。社会福祉、税金から支援を受ける。もったいない」という発想です。支出削減、休職者や失業者により早く納税させる政策をとりました。そのためにリハビリや職業訓練も充実させました。

その結果は政府と使用者そして労働者にもメリットをもたらしました。三者は取り組むことのメリットを確信し、現在はポジティブに対応しています。

二〇〇七年、ＩＬＯは『安全で健康な職場　ディーセント・ワークを現実にする』を発表しました。そのなかでイギリスの例を紹介しています。

「労働安全衛生が良好であれば、企業レベルでも国レベルでも生産性は向上する。イギリスの労働安全衛生機関で三者構成の『安全衛生庁』の調査によると、主な企業二〇社で生産性の向上が見られた。調査結果を以下にまとめる：

安全衛生とビジネス上の利益――イギリス安全衛生庁の事例研究

労働災害や不健康を防止するための積極策を講じることによって、一年もしくは数年にわたってビジネス上いくつかの利益が得られた。例えば、

・欠勤率が大幅に下がった
・生産性が向上した
・工場が良好にメンテナンスされるため、相当額の節約ができた
・損害賠償や保険金支払いが大幅に減額した
・顧客や請負業者との関係が改善されて、企業イメージや評判が高まった
・契約予備審査の点数が高くなった
・仕事に対する士気、意欲、集中力が増して、労働者の幸福感が高まった
・労働者の定着率が高まった」

もう一つのリスク管理の例です。

イギリスの典型的な職場いじめ一件が企業にもたらすコストの試算についての二〇〇三年の研究結果があります。（いじめの結果としての）欠勤六九七二ポンド（一〇二万八四九円）、（いじめによる離職の結果としての）人材採用費用七五〇〇ポンド（一〇九万八一五九円）、生産性の低下については不明、事実調査に係る調査者の時間コスト二一一〇ポンド（三〇万八八七五円）、ラインマネジメントの時間コスト一八四七ポンド（二七万三五九円）、懲戒プロセスコスト（顧問、弁護士）三七八〇ポンド（五五万三三〇七円）などなどで、少なくても二万八一〇九ポンド（四一一万四五二八円）です。

いじめ問題はイギリス経済に年間一三七・五億ポンド（日本円で約二兆円）の損害を与えていると暫定的に推定されています。いじめ問題を経済的リスク管理から捉えると労働組合の取り組みが見えてきません。しかし日本には労働力の損失の視点だけでなく経済的リスク管理も放置されたままです。

EUが積極的取り組み

一九九八年にＩＬＯが「労働における暴力に関する報告書」の初版を発行すると深い共感を呼び起こし、それ以来世界中で関心と意識が高まりました。ヨーロッパを中心に各国での取り組み、さらにEUとしての取り組みが開始されます。ＥＵ及び各国の法律では、使用者及び労働者双方は、安全衛生の領域における義務を負っています。労働者と労働組合が問題を放置することは違法になります。そして「二〇一二年労働における心理社会的リスクに関するキャンペーン」に繋がっていきます。

今ＥＵでは、いじめが発生する原因を社会が生み出した「新たなる社会的排除の問題」と捉え、従来の福祉政策でだけでは限界があり、新たな社会的方策が必要であると位置づけるに至っています。そして社会的排除に対して「ソーシャル・インクルージョン（社会的包摂）」の政策理念を打ち出します。そこでは「市民権」の回復が中核に据えられます。

社会的排除には「無関心」「「無視」という状態のなかで「社会的に放置」されたり、「社会的に孤立」したり、「隔絶」ということも含まれます。傍観者のなかで進行するいじめも含まれます。

✣安全衛生は労使の責務

解決の経験を労使双方の財産に

いじめを社会的問題と捉えるか個人的問題とするかで、ＥＵと日本とで大きく違っています。繰り返しますが、いじめ問題に取り組むことは、労働者が安心して、安全に働ける快適な職場環境を作り上げることであり、その成果を社会全体で共有することが出来ます。労働者と労働組合は安全衛生の領域において大きな責務を負っています。

しかし税収減が危機感をもって叫ばれながら失業者問題は放置されたままです。精神疾患での休職者が増えて健康保険組合の九割が赤字状態が続いているという深刻な問題が隠されています。

いじめは、突然始まるわけではありません。発生する構造のなかから少しずつ進化し、少しずつ許容されていきます。気が付かない、見分けるのが難しい状況から直接的になっていきます。その結果、標的にされた者は避けられなくなり、周囲の者は加担する側か傍観する側に回ります。標的にされた者はますます孤立していきます。そうすると解決に要する時間は長期化します。

このような状況を発生させない予防がまず職場の課題に据えられなければなりません。

使用者には「安全配慮義務」や「就業環境整備義務」があります。しかしこれらを使用者に任せていただけでは問題は解決しません。職場で発生した問題に対しては、使用者・管理監督者だけでなく職場の全員で原因を洗い出し、労働者や労働組合からの要求・提案をうけ入れて改善策を検討しなければなりません。

いじめが発生する土壌は風土、習慣などで違います。どこかの対策を真似してもうまくいきません。職場で発生した様々な問題については、外部や第三者に判断や解決を委ねるのではなく、職場内の労使で解決するのが基本です。困難を潜り抜けて解決したという経験は労使双方の財産です。そして労働者に信頼と安心をもたらし、再発の予防にもつながります。

「使用者の安全配慮義務違反」の指摘ではなく「使用者の安全配慮義務」の推進です。

労使関係は法律ではない

労働者、労働組合は、職場、労働者の日常的表情を一番よく知っています。だから変化にも気が付きます。

「犯罪というものは、どんな場合でもすべて社会科学で説明できるものではありません。しかし、思い上がりかもしれませんが、心理学よりも労働問題研究のほうがもっと犯罪を理解できるのではないかと私は自負します。若者に限らず、およそ犯罪の動機の過半数は、現代日本の労働の深刻な状況に浸されているかにみえます」熊沢誠著『格差社会ニッポン働くということ』（岩波書店）。

いじめは構造的に起きています。労働者のモチベーションは欠落し、不信感と不安のなかで業務を遂行しています。そのことがさらにいじめを発生させる構造を悪化させます。いじめる側にとっても、いじめられる側にとってもダメージの大きい局面を生み出すことになります。

しかしこれまで職場でいじめ問題が発生した時の取り組みは、労使、上司と部下の個別事案として扱い、表面的事象について労働法規や刑法、判例等を持ち出して解釈し、抵触する、しないの議論をすすめてきました。法律等に記載されていないことは「違法でない」です。

労働組合は、いじめ問題や労働者の健康状態、評価の問題に対しては個人的問題で、職場で起きている問題ではないといって対応、介入しません。多くの労働者が「労働組合は助けてくれない」といってユニオンに相談にきます。

構造的に発生している問題は職場の問題であり労使関係で解決する課題です。円卓会議の「提言」の「パワハラの概念規定」や【職場のパワーハラスメントの行為類型】だけを一人歩きさせても問題解決には至りません。職場環境の改善に向かうということは多くありません。「提言」のそのような活用はもったいないです。

紛争は最終的に第三者機関活用や裁判になることがありますが、裁判は取り組みが失敗した時の手法です。いつかは終了しますが判決は解決ではありません。こじれた事例は職場環境改善に至りません。どちらか一方、または双方が我慢を強いられます。「敗者」はいても「勝者」はいません。会社も労働組合も自分たちでトラブル解決の蓄積をしないから同じような紛争が何度も発生します。

今、労使関係が法律によって構成されるものになっています。労使関係は力関係です。労働組合が押されている時、法律そのものやその解釈も労働者側が押されたものになります。そのようなことからも労働組合は職場の労働安全衛生を放棄しています。メンタルヘルスの体調不良は職場環境のなかで発生しています。

✣横の繋がりを求めて

「化粧をするくらいの心のゆとりを！」

東日本大震災で大きな被害を受けた東北地方は、かつて「金の卵」「銀の卵」と呼ばれた労働力提供基地として戦後の高度経済成長を支えました。たくさんの女子労働者が繊維産業、電気機器産業などで低賃金、長時間労働を寮生活の中で我慢し続けました。

そのなかで彼女らは自分見つめ直し、会社に要求を始めます。

「化粧品が買えるくらいの賃金のゆとりを！

化粧ができるくらいの時間のゆとりを！

化粧をするくらいの心のゆとりを！」

このようなスローガンを掲げ、権利紛争と利益紛争を合わせて賃金アップと労働時間の短縮を獲得しました。彼女らに化粧品を提供したのが「一〇〇円化粧品」です。


人権・人格権獲得とはどういうことをいうのでしょうか。一人ひとりの主張をもとに共有の認識を持ち認め合うことです。労働者が安全に、安心して働ける職場環境の保障です。

「団結とはなにか」。与えられるものでも、理屈でもなく、探し求めるものです。

今は見えにくくなっていますが、以前は、身近に埋もれている権利を発見して要求として掲げていきました。

〝どうして申し訳ないと言われるんですか……〟

二〇一三年一二月一七日付のハンギョレ新聞に韓国・中央大学のストライキの記事と写真が載っていました。

見出しです。

〝きれいにできなくてごめんなさい〟ストライキ清掃労働者の大字報〝ジーンと〟
〝どうして申し訳ないと言われるんですか……〟一一一三回リツィット〝話題〟

中央大学校の清掃をしている外注会社は、労働組合脱退と労働強化を続けていました。労働組合は脱退勧誘の中断と労働強化に合わせた一五人追加人材採用を要求してストライキに入ります。その時、清掃労働者の一人が、図書館のトイレ前の壁に大学生に向けてＡ３大の手書きの手紙を貼りました。

「学生たちに先ず申し訳ないという話からします。今、美化員のおばさんたちがストライキをしています。試験期間にきれいにできなくてごめんなさい。ストライキは本当に大変です。私たちの問題解決がはやく終わり次第、戻ってきてきれいに清掃しますね。愛する学生の皆さん！　一美化員おばさん」

一人の学生がツイッターを立ち上げました。すると三時間もしない間に一一一三回もリツィットされました。「涙が出る手紙ですね」「心が痛いです」「社長には死んでも分からない〝本当のお母さんの心〟」「ストライキは憲法に保障された権利です。謝る必要はありません」という反応でした。

ツイッターを立ち上げた学生は「（掲示物を見て）悲しくなった。法に保障された正当な権利なのに、あのようにまで〝ごめんね〟と言うのを見ると、この間、清掃労働者の方々がどれほど抑圧的な状況で顔色を伺いながら勤務をしたのかが感じられた」と話しています。

それぞれの立場は違っても、主張し合う中から理解し合える共感者が生まれます。

「仲間がいる」

ユニオン運動の精神は「友愛」、「共生」だともいわれます。「友愛」はキリスト教に裏打ちされたヨーロッパの精神です。本来の意味には日本語には訳せない横の繋がりが含まれています。儒教に裏打ちされた東洋の「縦型の秩序」が色濃く残っている旧来の労働組合運動とは根本的に違いがあります。

東日本大震災における被災者とボランティアの活動を通して、改めて「共生」の捉え返しが行われています。それぞれ生活基盤は違っても、本来、人間が持っている価値観は、不公平・不平等、モラルダウン、人間同士のいがみ合いを受け入れません。

「私は好かれたい、愛されたい、自信をもって生きてゆきたいと切望している」「あなたもそうでしょう」の思いは本来、人間が持っている価値観です。

「私が嫌なことはみんなも嫌なはず。私が大変なことはみんなも大変なはず」という思いやりのある「はず」の意識を共有できる時、「秩序」があると言います。

ユニオン運動として、自立した、秩序ある労働者は自分たちで、「人権」、「倫理」、「道徳」の「対案」を会社・社会へ要求することができます。

倫理とは、「お金を儲けることは悪いことですか」の問いに「労働者を差別して、踏み台にしてお金を儲けることは悪い。そのために生死の境に追いやられているものもいる。私はそうしない。私はそのような社会を変えたい」という認識と行動です。

道徳というと勤勉、倹約、禁欲など内面化する徳目の押しつけを想定しますが、そうではなく、法律にはなくてもお互いに守る秩序維持のための社会規範です。「人間の破局」の現実から目をそむけないで行動しようという確認です。

日本でもこの可能性は、すでに年越し派遣村などから見出すことができます。格差社会の中で「自助努力」では生存権も保障されない労働者の存在を知った時、人権を脅かされている労働者を見た時、「ともに生きよう」とたくさんの人たちが支援しました。東日本大震災の震災ボランティアからも見出すことができます。

運動を通して「友愛」、「共生」は共有できます。「人権」、「人格」を再発見できます。人間の豊かさや幸せにつながるものは共同で作るものです。共同で何かに挑戦していると自覚できたとき、「仲間がいる」と言えます。「ガンバロー」と一緒に叫べます。これらを推進する力を確認できる人間関係が再構築できた時、「団結」していると言えます。

「人は人によって傷つき、人によって癒される」

そのようなことを認識でき、信頼できる仲間が存在することが労働者にとっては最善の労働条件です。

「東京は、いじめのない街ですか」

二〇一二年一二月四日から一〇日までの人権週間にちなみ、東京都人権啓発センターはポスターを作成し、期間中は山手線などにも貼られていました。

ポスターは、土手を下から見上げるアングルで、土手の上に自転車が停まっています。バックは朝焼けが残る青空です。

青空にのなかに

「東京は、差別のない街ですか。
東京は、迫害のない街ですか。
東京は、貧困のない街ですか。
東京は、虐待のない街ですか。
東京は、いじめのない街ですか。
東京は、自由のない街ですか。

の文字が浮かんでいます。

その下に「今、考えよう　人権　のこと」とあります。人権は大きい文字です。

デザイナーの思いがインターネットに載っていました。

「世界人権宣言の条文を読んだことがありますか。『すべての人間は、生まれながらにして自由であり～』という書き出しで始まるその全文は、人権が私たちにとっていかに大切なものであるかということ、私たちがいかに人権に守られた存在であるかということを端的に教えてくれます。今回のポスターはこの条文をもとに、東京に暮らす誰もが人権とあらためて向き合うきっかけになればと考えて制作しました。人権とは何なのか、人権を守るとはどういうことなのか。一人ひとりがほんの少しでも考えるとき、人権は初めて生きた言葉となり、人を守る力を持つと思うのです」

いじめ問題の最終的解決は人権の回復

労働組合は〝個人の問題〟に対応することから新たな問題を発見したり、会社の動向をつかんだり、全体の労働条件の底上げができたりします。「安全配慮義務」は使用者の責任ですが、労働者の点検、指摘、告発、提案、要請なしには維持できません。これが「予防」「防止」につながっていきます。日常的に経営の点検や指摘、業務改善などの提案、会社が作る縦型の人間関係に代わる横型の仲間作りなど職場環境改善などを独自に進めていく責務を負っています。それが長期の雇用の安定につながっていきます。

ユニオンは団体交渉で、お互いの人格を認め合いながら、どのような問題があったのか、問題の原因は何だったのかについて共通認識を持ち、改善点、克服しなければならない課題などを確認して

「相手が変わり、自分も変わる」ことを目指します。「自分も変わる」ことを確認できることは譲歩でも屈服でもありません。自己の成長です。

いじめ問題の最終的解決は人権・人格権の回復を伴うものでなければなりません。

終わりに

労働者にとっては「人間関係が一番の労働条件」です。しかし最近は一番達成するのが難しい問題にもなっています。

本の中には「労働基準法」などの言葉はほとんど出てきません。労使関係は法律ではありません。法律に頼ると「法律関係」にしか到達しません。

厚労省が作成した『職場のパワーハラスメント対策ハンドブック』に一六の事例が載っています。本の中には二〇の例をあげました。職種、地位等を変え、組み合わせもしていますが、具体的出来事はすべて実際にあった紛争です。

どのような労働条件、職場環境も黙っていては獲得できません。まず一人ひとりが声をあげて行かなければなりません。その声は大きくなくてもかまいません。大きな声にするためにはまず小さな声をあげる必要があります。一人でできない時は誰かの支援を受けます。

本書が動き始めるための一助になることを期待します。

相　　談　　先

【いじめ　メンタルヘルス】

いじめ　メンタルヘルス労働者支援センター

〒160-0008　東京都新宿区三栄町 6 小椋ビル 402

ＴＥＬ 03-6380-4453　ＦＡＸ 03-6380-4457

Ｅメール　imc_44_53@tbz.t-com.ne.jp

ホームページ　http://ijimemental.web.fc2.com/

【労 災・安 全 衛 生】

全国労働安全衛生センター連絡会議

〒136-0071　東京都江東区亀戸 7-10-1　Ｚビル ５Ｆ

ＴＥＬ 03-3636-3882　ＦＡＸ 03-3636-3881

ホームページ　http://www.jca.apc.org/joshrc/

Ｅメール　joshrc@jca.apc.org

全国２７の安全衛生に取り組んでいる団体にリンクしています。

【労 働 組 合】

コミュニティ・ユニオン全国ネットワーク

〒136-0071　東京都江東区亀戸 7-8-9　松甚ビル２Ｆ
下町ユニオン内

ＴＥＬ 03-3638-3369　ＦＡＸ 03-5626-2423

ホームページ　http://sites.google.com/site/cunnet/

Ｅメール　shtmch@ybb.ne.jp

全国各地の１人でも入れる80のユニオン・労働組合にリンクしています。

[著者略歴]

いじめ　メンタルヘルス労働者支援センター（ＩＭＣ）

2010年11月1日に開設した、職場のいじめやメンタルヘルスケアなどに取り組んでいる団体。

コミュニティ・ユニオン全国ネットワークは、毎年全国交流会を開催し、そこでの分科会ではメンタルヘルスケア問題への取り組みが報告され議論されている。全国安全センターは、毎年総会と同時に課題別交流会を開催しているが、そこでもメンタルヘルスの問題は労災申請・決定問題を含めて議論になっている。そこでは「困ったときにいつでも相談できるところがほしい」「情報を集約して発信してくれるところが欲しい」という意見が出され続けた。そのような中で、2団体と協力しながらいじめやメンタルヘルスケア問題に特化して取り組む団体として開設に至った。

具体的活動と相談先についてはホームページ参照

http://ijimemental.web.fc2.com/

千葉　茂（ちば　しげる）

いじめ　メンタルヘルス労働者支援センター　代表

1950年宮城県生まれ。1988年民間企業労組書記長、93年合同労組地域支部書記長を経て、2004年からユニオン専従役員。2011年11月ＩＭＣ代表就任。共著に『成果主義賃金制度の崩壊』（旬報社）、『メンタルヘルスの労働相談』（緑風出版）

“職場《しょくば》のいじめ” 労働相談《ろうどうそうだん》

2014年6月20日　初版第1刷発行　　定価2000円＋税

著　者　いじめ　メンタルヘルス労働者支援センター ©
発行者　高須次郎
発行所　緑風出版
〒113-0033　東京都文京区本郷2-17-5　ツイン壱岐坂
［電話］03-3812-9420　［FAX］03-3812-7262［郵便振替］00100-9-30776
［E-mail］info@ryokufu.com［URL］http://www.ryokufu.com/

装　幀　斎藤あかね
制　作　R 企 画　　印　刷　中央精版印刷・巣鴨美術印刷
製　本　中央精版印刷　　用　紙　大宝紙業　　E1000

ISBN978-4-8461-1408-4　C0036